30歳から始める
メディカルハーブ
快眠術

体質別7日間メソッドで
美と健康を手に入れる

健康・美容アドバイザー
荒船昌子 著

医学博士
友利寛文 監修

合同フォレスト

はじめに

「今日は、眠れた」

何十年と眠れず、「夜が来るのが怖い」と、これまで何度、思ったことでしょうか。

「みんなは眠れているのに、どうして私だけが眠れないの、ねえどうして……」

枕を替えても、ベッドの向きを変えても眠れず、不安症を疑い、姉に一緒に寝てもらっても、やっぱり夜中に目が覚めます。一度、目が覚めると、そのまま寝つけず、見えない天井や壁がやたら気になりました。

「眠れない。眠れない。眠れない」

悶々としながら眠れない理由を考えても、答えなんて分かりません。

「ただ眠りたい！」という、その一心から、「眠れる」と書かれている商品に手を出しては裏切られ、友人が勧めてくれる療法があれば、手あたり次第に試す日々。気がつけば、その費用は、総額５００万円にもなっていました。

「何をしているんだろう、私。こんな人生、もう嫌……」

さすがに、ここまでくると笑えない金額なので、絶対に行きたくなかった病院へ行く羽目に。それでも、処方された薬を飲んでも眠れません。もう、お手上げ状態でした。

しかも、この眠れない状態は、日に日に悪化し、とうとう起きているときにまで、異常をきたすようになったのです。

●常に体は疲れている
●集中力が続かない
●貧血でフラフラする
●何もやる気が起きない
●顔色が悪くなる
●髪の毛はパサパサで広がる
●爪は二枚爪または、割れる
●PMS（月経前症候群）

こうなると家と会社をただ往復するのが精一杯の言わばロボット人間。毎日、同じことを繰り返すだけの日々を送っていました。

「この先もずっと眠れないの？」

「このまま死ぬまで眠れないの？」

そんな私を見かねた友人が、メディカルハーブ（自然療法や健康維持に用いられるハーブ）を紹介してくれました。最初の印象は、あまりいいものではありませんでしたが、ほかに手立てはありません。

仕方なく、騙されたつもりで、紹介されたお店に行き、眠れないことを話したところ、スタッフの女性から「女性ホルモンの数値を調べたことはありますか？」と質問をされました。

「分かりません」と答えると、きっと数値が低くなっていると思うから睡眠効果のあるハーブに、女性ホルモンの分泌に作用するハーブを追加したほうがよいというアドバイスをもらいました。

特別に調合されたメディカルハーブティーを購入して帰宅し、さっそく飲んでみると……。「眠れた!!」

何十年も、何を試しても眠れなかったのに、眠れたのです。ただただ、びっくりしました。

「何かいつもと違うことをしたの？ メディカルハーブの効果なの!?」

眠れたことが信じられないという気持ちでした。

もう一度、今夜も眠りたいと思い、半信半疑になりながら、その日の夜もメディカルハーブティーを飲んでから眠ることに決めました。朝まで起きないことを願いながら……。

「また眠れた！！！！！ 嬉しい」

2日目の夜も、前日と同じように眠ることができたのです。もう不安に押し潰されそうになりながら、夜中に、泣かなくていいんだと喜びがこみ上げてきました。

この体験によって、眠りに欠かせない鍵がメディカルハーブにあることを知りました。それも、たった1杯飲んだだけで、これまでの悩みが一掃されるほどの効果があったのです。

「今夜も飲もう。眠れるように変われたから、これからは大丈夫」

「でも、何が薬と違うの？」

「何がブレンドされているの？」

「どれくらい飲めばいいの？」

悩みから解放された後は、メディカルハーブへの興味が一気に募りました。この瞬間から私は、止まっていた時計の針を動かしてくれたメディカルハーブへの探究をスタートさせたのです。

なぜなら、メディカルハーブについての不安や疑問が私の中で大きくなっていったからです。作ってもらったメディカルハーブを飲み続ける限りは眠れるのかもしれませんが、飲まなくなったらまた眠れなくなるのでしょうか？　眠れなかった過去を思うと、中毒的なものが含まれているのかもしれないと心配になりました。

恐ろしく感じるようになったので、再びお店で話を聞くことにしました。すると、お店にいる女性スタッフは、笑顔で私の疑問に答えてくれました。

ハーブは体内で不足している栄養素を補う効果がある。昔から人びとが習慣的に飲用してきたもので安全性は確かめられている。眠る習慣を身につけることができれば、その後は飲むことをやめても後戻りしない、などを教えてもらいました。

それから私は、すっかりメディカルハーブの虜となり、もっと知りたいと思うようになったのです。そこで、はじめは専門書を購入して独学でスタート。その後は、ほかの人がどのように利用しているのか、さらに、世界では、どのような使い方をしているのかなどと関心はどんどん高まります。知らないことがたくさんあり、次々と興味の範囲が広がっていきました。

勉強する中で、インドの伝統的医学であるアーユルヴェーダには5千年の歴史に裏付けられた治験が豊富にあることを知りました。日本では、あまり情報を得られなかったので、師事を求めて単身インドへ通い始めました。教えられたアーユルヴェーダのノウハウに従ってメディカルハーブを調合して飲用すると、体調がさらによい方向へ変わるのを体感することができました。

次に私の体質、症状にあうメディカルハーブティーの調合に向き合いました。独自に混ぜ合わせるハーブの種類や配合量を変えながら、睡眠にどのような影響を与えるのかを記録していきました。数え切れないほど飲み比べた結果、これはと思う「眠れるメディカルハーブティー」にたどり着きました。

最初は、私自身が試したのはもちろんのこと、眠れずに悩んでいた家族や友人、知人に調合したメディカルハーブティーを飲んでもらいました。「飲み始めてから眠れるようになった」と、喜んでもらえたことを本当に嬉しく思いました。

また、眠れるようになると、体内のバランスを整えるホルモンもしっかり分泌されるように変わるため、疲れにくくなったという声も多く聞かれました。

私が調合したメディカルハーブで、見た目も元気に若々しくなるのを知った人々から、飲みたいと声をかけてもらえるようになったり、メディアからも注目されたりするようになりました。

こうした人々の紹介の輪が広がり、コロンビアの、リオデジャネイロパラリンピック金メダリストのマウリシオ・バレンシア選手をはじめとする一流アスリート、国内外の健康に悩んでいる人、健康を維持したい人、また、若々しい見た目を手に入れたい人などを支えることができるようになりました。

眠れないことがきっかけとなりメディカルハーブに出会いましたが、多くの人を笑顔にできるこの道に出会えたことに感謝しています。この感謝の気持ちから、今眠れずに悩まれている人に、眠れることで変わる素敵な未来があることを知っていただきたいのです。

本書では、どうすれば素敵な未来を得られるのかを、私が身を持って体験した内容とともに紹介していきたいと思います。

目次

第2章　体質タイプ別に弱点・問題点を知る！

～自分に合った睡眠までのアプローチとは？～

第3章　体質タイプ別7日間メソッド
～ハーブ&生活習慣&ヨガでキレイを手に入れる～

第4章　ハーブを極めて「熟睡」をゲット！

第5章　さらに美と健康を加速させる！

第1章

眠りの質が見た目年齢を左右する！

1 間違った眠りでは、寝れば寝るほど老け顔に

あなたは平均で何時間眠っていますか？

このように質問をすると、「私は6時間です」などと即答できる人は案外少ないのです。日によって睡眠時間がバラバラなので、すぐに答えを出すことが難しいのでしょう。

私たちは1日24時間の決められた枠の中で生活をしています。この24時間は大企業の経営者であっても、会社員であっても同じです。ただ、この両者では時間の使い方が異なります。

例えば、世界を舞台に高い利益をあげている、ある大企業の経営者は、多額のお金を支払っても時間を効率的に過ごそうとします。移動は民間の旅客機ではなく自家用ジェット機を利用し、待ち時間や移動時間を短縮します。また、学びはスクールに入学するのではなく、専門家を雇ってマンツーマンの指導を受け、短期間で習得します。とにかく、時間は掛け替えのないものだと知っているので、同じ時間を過ごすなら1分1秒も無駄にしないのです。

このように、時間を効率的に使うことに貪欲な経営者の24時間に占める睡眠の優先度はとても高く、8〜9時間は眠る人も多いのです。

一方、多くの会社員は逆です。睡眠は、仕事、家事、育児、趣味、リラクゼーションなどと比較して優先度は低く、5〜6時間しか眠りません。睡眠時間は、24時間の中で最初に削られる時間となっているのです。

この差は、睡眠が重要だと知っているかいないかの差でもあります。

睡眠中、体は臓器のメンテナンスをしています。このメンテナンスの時間を十分に確保できると、体は粘膜の炎症の修復や、老廃物の排出をしやすくなるので、翌朝、スッキリと目覚めることができます。

しかし、この時間を十分に確保することができないと、体は粘膜の炎症を修復できず、老廃物も排出できないまま1日を過ごすことになります。極端な場合は何日、何週間、何カ月もその状態が続くため、炎症は病気へと変わります。

ここでポイントとなるのが、休日の睡眠時間です。ただ単に眠ればいいということではありません。

詳しく説明しましょう。

まず、**平日も休日も睡眠時間は毎日同じ時間を確保することが重要です。**

週休2日の勤務形態の場合、平日に不足している睡眠時間を仮に2時間とすると、平日5日間で不足している睡眠時間は合計10時間（2時間×5日間）となります。

この不足時間を休日にまとめて10時間取ろうとすると、日中を寝て過ごすことになります。休日になるたび、不足している睡眠時間をまとめて取るような睡眠習慣は体内リズムを乱すため、NGです。

正しい睡眠習慣を確立するには、不足している10時間のことは一旦忘れて、休日も平日と同じ時間に起床しましょう。睡眠習慣を一定にすることで、体はリズムを刻みやすくなります。

言い換えると、**就寝・起床を「習慣化する」**ということです。平日の5日間かけて習慣化した起床時間を、休日になるたびに寝溜めをすることでリセットしていては体内リズムは整いません。睡眠を習慣化するには、2~3日繰り返すことが必要です。

睡眠の乱れが疲れの元となり血行を悪くし、基礎代謝の低下が起こり、老け顔となって表れます。老け顔の防止には、睡眠時間の長短や時間帯ではなく、日によって睡眠時間を変えないことがポイントです。毎日、一定の睡眠時間を確保することが重要なのです。

2 目の下のクマの主張が止まらない

20歳の頃は飲み会で帰りが遅くなっても、残業が続いても、疲れ知らずで肌もぷりぷりでした。30歳を過ぎると外食で帰宅が少し遅くなっただけ、2、3日残業しただけ、それだけで疲れを感じるようになってきます。

そして、この疲れは、あなたが感じる内面の疲れに留まらず、見た目にも表れ、友人や同僚から「最近、忙しいの?」と労《いたわ》りの声をかけられるようになります。

その理由は、目の下にできたクマです。クマのできる目元は頬や額の皮膚に比べ薄く、血行不良の表れやすい部分だから、ちょっとした不調も隠せません。

クマには主に3つの種類があり、それぞれの違いは色によって見分けることが可能です。

①**茶クマ**……目の下が茶色くくすんで見えるクマ。色素沈着が原因。

②**青クマ**……目の下が青黒く見えるクマ。血行不良が原因。

③**黒クマ**……目の下が黒く見えるクマ。皮膚のたるみが主な原因。

①、②の原因は皮膚の新陳代謝の鈍化にあり、解消するには目の下の肌を活性化させる必要があります。色素の沈着した皮膚が長く肌に留まるため、茶クマや青クマは消えないのです。

クマの色によって対処法は異なります。①**のクマに対してマッサージはNG、**②**や**③**に対しては、マッサージはOKです**。また、この3つのクマに対して、睡眠はクマを薄くする有効な改善法です。

クマをなくすために眠ることが有効な理由は、寝ている間に作られる「成長ホルモン」

に肌のターンオーバー（肌は一定のサイクルで生まれ変わり、その代謝のしくみを「ターンオーバー」と呼ぶ）を正常に保つ働きがあるためです。ただ、20代より30代、40代と**年齢を重ねるに従い、私たちの体の中の細胞を刺激、興奮させる成長ホルモンを含む、すべてのホルモンの作り出される量が少なくなります。**これは性別に関係なく、誰にでも起こることなので、心配はありません。

しかし、きちんとした睡眠習慣を持たない、ストレスにより眠れないなどの諸事情により睡眠時間が短くなると、寝ている間に作られる成長ホルモンの量は減ってしまいます。その結果として、血管は硬くなり、血流も低下するため、肌は硬くゴワゴワした質感となりくすみます。目の下のクマも色が濃くなり、実年齢＋5歳、＋10歳の老け顔に見られるようになります。

一方、体の疲れを取り除く深い眠りにつくことができると、成長ホルモンをたくさん作り出せるようになります。血管はしなやかになり、血流もアップするので、20代の頃のような柔らかく明るい肌を取り戻せます。また、深い眠りを得るポイントは、寝入りばなの90分と、引き込まれるような寝つきを持つことです。

3 ショートスリーパーになると太るって本当!?

あなたは1日に何回食事をしますか？　3食、朝、昼、晩と食べるというのが一般的な食事回数でしょう。しかし、これは小学生、中学生の頃から1日3食、食事をとるほうがよい、と親や先生に言われ続けた結果、身についた習慣です。

大人になったら、1日に3食、食べる必要はありません。子どもの頃と同じ食習慣では、太ってしまいます。

その理由は3つ。

①運動量の減少
②遺伝子の作用のズレ
③睡眠時間の減少

①の運動量の減少とは、子どもと大人の運動量の違いです。小学生、中学生の頃はクタ

クタに疲れるまで走り回ったり、部活動に打ち込んだりしましたが、大人になると体力の限界まで運動をする人はあまりいません。いるとすれば、趣味でスポーツクラブに通う人くらいです。運動量は年々減っているのに、以前と同じ量の食事をとっていたら太ります。

②の遺伝子の作用のズレとは、私たち人間には、かつて飢饉などで餓死した経験や、何十年、何百年と満足に食事をすることができない時代があったため、飢えに備える遺伝子が複数備わっています。この遺伝子が作用のズレを起こし、栄養を取り込み過ぎて肥満になります。

一方、細身を求める歴史はとても浅いのです。細身になるために自分の意思で食事を制限するようになったのは、人類の歴史の中で針の先ほどのとても短い期間です。この短い期間に起こった風潮に、遺伝子の作用が追いついていないのです。食べても太らない遺伝子は、今のところは発見されていません。

③の睡眠時間の減少については、スマートフォン、パソコン、ゲームなど、身の回りの楽しいものの普及によって短くなっているということです。人が楽しいと感じた瞬間、脳は興奮するので、なかなか眠りにつくことができません。

楽しみをたくさん持つ人が、短い睡眠時間でも1日を過ごせるショートスリーパー（短眠者）に憧れるのも無理はありません。ただ、ショートスリーパーに憧れる気持ちは分かりますが、2～3時間の睡眠時間でも普通に生活していたご先祖様がいない場合には、子や孫に短時間睡眠に適した遺伝子が受け継がれることはありません。

遺伝子が突然変異する以外には、ショートスリーパーにはなれないことも分かってきました。**無理をして短時間睡眠を続けると、睡眠中に作られる成長ホルモンが十分に作り出せなくなるので、個人差はありますが、数年後にガタッと体力低下をはじめとする不調を感じるようになります。**

食習慣も問題です。大人になると誰も食事を制限してくれません。好きな食べ物を好きなときに好きなだけ食べられます。美味しいものは高カロリーなので、カロリーの過剰摂取に繋がります。運動量は少なくなっているのに、1日3食＋αの食事を続け、しかも、高カロリーな食事ならば、体重が増えるのも止むを得ないことです。

さらに、ショートスリーパーの遺伝子を持たない人が短時間の睡眠を続けた場合は、睡眠中に作り出す成長ホルモンの量も減り、基礎代謝も低下することから、眠らない人は太りやすいと言えます。痩せたいなら、基礎代謝に影響を与える成長ホルモンを味方につける「眠り」を十分に取ることが重要となります。

④ 寝ても疲れが抜けず、寝起きの顔はまるでゾンビ

ズバリ、好きな人から恋愛対象と思われる人とは、どんな人だと思いますか？　美しい人、明るい人、元気な人、優しい人、朗らかな人。このような人に惹かれ、お付き合いしたいと思う人は多いでしょう。

しかし、ここに寝起きが悪いという要素を加えたらどうでしょう。お付き合いし始めの頃は笑い話ですみますが、一緒に生活をするようになると寝起きの悪さは毎日のことなので、笑い話ではすみません。

寝起きが悪くなる要素は3つあります。

①体内時計のズレ
②睡眠不足
③ストレス

①の体内時計のズレは、体内時計が正しく作動していないことから起こります。この傾向は、動画制作者、プログラマー、デイトレーダーなどをはじめ自宅でパソコンを使った仕事をする人に多く見られます。それというのも、明かりさえあれば、24時間いつでも仕事をすることができるため、朝起きる必要がなくなるからです。極端なケースでは昼夜が逆転します。逆転すると太陽光を浴びることができないので、体は「朝」を認識することができません。

人は、太陽光を目にすることで1日24時間の体内時計（サーカディアンリズム＝生体リズム）を正しく刻めるようになります。そのため、ズレた体内時計を正しいリズムに戻す方法は、朝、起きた瞬間に太陽光を浴びるだけです。太陽光を浴びることで、体内時計のスイッチがカチッと入ります。**スイッチが入りさえすれば、14時間後くらいに何もしなくても眠気を感じて眠り、朝はスッキリ起きられるようになります。**

②の睡眠不足のはじまりは、体内時計が正しく稼働しているのに、それを無視して夜更かしをすることによって起こります。眠気を感じているのにやりたいことを優先して眠らずにいると、脳は体内時計のスイッチが入っていないと誤認識します。次第に、眠気を感

じているのに眠らないために、脳はスイッチが稼働していても眠らないことを習慣として記憶します。この誤認識から始まる習慣によって、夜、ベッドに入っても眠気が生じず、眠れない夜を過ごすようになります。

③のストレスにさらされながら、無理を続けると脳は強いストレスを和らげようと自律神経の切り替えを頻繁に行ないます。

自律神経には、交感神経と副交感神経があります。日中は交感神経が優位となり体を精力的に動かし、夜は副交感神経を優位にして体の緊張を解きリラックスさせ、1日を元気に過ごせるよう体に緩急のバランスをつけます。交感神経が過敏に反応するストレスにさらされている状態は、動物が狩りをする瞬間に似ています。集中するために呼吸が浅くなり、空腹や痛みも感じない興奮状態です。しかし、この緊張は長くは続けられません。脳は緊張状態から体がダメージを受けないようにするため、自律神経を交感神経から副交感神経へ切り替えます。この**切り替えを頻繁に行なうことで体力を消耗し、体は眠っても疲れが取れず、起き上がれなくなります。**

さらに、ストレスに耐性のある副腎皮質ホルモンは、朝起きたときから10時くらいにかけて1日に必要な量を作りますが、ストレスの多い環境に生活している人は1日に必要とされる量を早々に使い切ってしまいます。

副腎皮質ホルモンが不足した体はストレスを感じやすくなります。交感神経が過敏に反応するストレス状態では、寝ても疲れが取れません。疲れが抜けないため、日中もゾンビのような形相で過ごすようになります。眠れなくなると美しい人、明るい人、元気な人、優しい人、朗らかな人であり続けることはできなくなります。

1日のストレスを解消するため、リラックスできることを1つ行なってから眠りましょう。

5 恐怖!! 制御不能のイライラモンスター

あなたは、あなただけの楽しみを持っていますか?

ひとりで楽しめるものを持っている人は、他人の影響を受けにくいので、感情を乱すことはあまりありません。いつも穏やかなので接しやすく、話しやすいので周りには人が絶えません。

一方、ひとりで楽しむことのできない人は、常に誰かと行動をともにするので、ストレスを抱えやすいでしょう。

例えば、ひとり旅をすることができる人は行きたい場所さえ決めておけば、予定が空いたタイミングで、いつでも出かけることができます。気持ちのONとOFFの切り替えがしやすいので、ストレスを溜める前に発散することができます。

しかし、ひとりで旅行に行けない人は、相手の希望、日程を調整できない限り、いつになっても出かけることはできません。また、旅行プランを立てたならば、計画通りに進まなくなるとイラつき、旅行そのものを楽しむこともできなくなります。結果的に、相手に八つ当たりしてしまったりもします。そうなると、何のために旅行を計画したのか分かりません。リフレッシュするはずの旅行で、フラストレーションを抱えてしまいます。

日常にあるフラストレーションに、ホルモンバランスの乱れが重なると、制御不能のイライラモンスターが出現します。このモンスターを一度目覚めさせると、本人ですら感情をコントロールすることができなくなります。

しかし、社会の中で生活している人は誰でも多少のフラストレーションを抱えています。抱え込まないようにするには、あなただけの息抜きを見つけることです。それだけでイライラモンスターを抑えることが可能となります。

ホルモンバランスを正すには、生活習慣そのものを変えなくてはなりません。イライラモンスターを落ち着かせるホルモンには「幸せホルモン」と言われるセロトニンがあり、セロトニンには分泌を促すコツがあります。このコツを身につけると怪獣のように唸り、暴れ、当たり散らすイライラモンスターとなっても、そこから抜け出すことができます。

そのコツは、夜、眠ることです。

眠るだけなら、昼寝でも作れるだろうと思われますが、昼寝では不適切です。それは、睡眠時間の深さと長さが影響するからです。昼の眠りは時間が浅く短いため、夜の睡眠と比較して作り出されるセロトニンの量がとても少ないのです。

さらに、昼に眠ることで、夜の眠気を感じにくくなり、最も効率的に作り出せる夜の睡眠時間を活かせなくなってしまいます。**全体の睡眠バランスを考えるならば、昼寝は脳の疲れを取るために10~20分くらい、机に伏して眠るくらいがベストです。**

セロトニンを手に入れるには、夜のまとまった睡眠が欠かせません。また、夜の睡眠では、寝入りばなの90分は熟睡できるように眠気をコントロールすることが大事です。

6 「顔は汗が流れるのに手足は寒い」ひとり異常気象

20〜30代の頃には、夏に屋外を歩いても汗をまったくかかなかった人でも、40代に差しかかる頃から、炎天下に立っているわけでも、また、運動をしているわけでもないのに急に滝のような汗をかき、顔の火照りを感じることがあります。

さらにひどくなると、大量の汗が額を流れ、視線を足元に落とせば、ぽたっぽたっと流れ落ちる汗がアスファルトの色を変え、すれ違う人が驚いて振り返ることもあります。この多量の発汗はいつ、どこで、何をきっかけとして起こるのかが分からないため、外出が怖いという人もいます。

この大量の汗をかいているとき、腕や指先などの肌はひやっと冷たいのが特徴です。体の表面は冷え切っているのに、体を温めれば汗が流れ、体を冷やせば体の芯から冷えてしまい、体温管理がとても難しいのです。冷暖房の効いている室内で周りの人は気持ちよさそうにしているのに、体温にムラがあると手足が冷え、ひざ掛けをかけたり、カーディガンを羽織ったりしていないと凍えてしまうほどの寒さを感じ、一年中、重ね着をして過ごす人もいます。

この状態は、筋肉量の少ない女性に多く見られる特徴の1つで、更年期のはじまりを示すサインでもあります。こうした**体調不良の原因には2つ、「運動不足」と「基礎代謝の低下」があげられます。**

まず、運動不足によって冷えとむくみが現れます。特に座り仕事をしている人は、リンパ液の体内循環が滞りやすくなります。リンパ液は血管の動きと筋肉の圧迫によって循環していますが、手足、特にふくらはぎを動かさないとリンパ管の圧迫が起こらないため、リンパ液の流れがスムーズになりません。リンパ液が循環しないため、末端の手足周辺が冷えてしまいます。

筋肉運動をし、血管を刺激することで血流とリンパ液を循環させ、末端の冷えから脱出しましょう。これをしないと一年中、冷えに悩み続けることとなります。

もう1つの基礎代謝の低下は、成長ホルモンの減少が原因と考えられます。成長ホルモンは加齢とともに減少しますが、何歳になっても作られるホルモンです。成長ホルモンは、筋肉量を増やしたり、熱を作り出したりします。血管の弾力性を維持する働きもあります。

年齢によって成長ホルモンが作られる量が次第に減るのに加え、睡眠時間を削る選択をすることで成長ホルモンを作り出す機会を自ら奪うことになります。睡眠中に成長ホルモンは分泌されるので、眠ることが大切です。

7 白髪へ一直線、白髪を抜くだけではすまない

白髪は、年を取ると生えてくると思っていませんか？　しかし、若くして白髪になる人もいるので、年を取るだけで白髪になるわけではありません。**白髪が生えるメカニズムを世界中で研究していますが、まだ、解明されていません。**それほどたくさんの要素が白髪には影響しているのです。

すでに白髪が生えている人も、次の3つを意識するようにしてください。白髪とうまく付き合えるようになります。

①観察する
②放置しない
③メンテナンスをする

いつの頃からか、根本から毛先まで真っ白な白髪が生えるようになり、見つけたら抜くようにしているという人は、要注意。

1つ目に挙げたように、白髪のタイプを判断するために残して観察することが必要だからです。例えば、白髪はストレスによって生えるケースがあります。この場合、頭頂部分やこめかみのあたりが一気に白くなるので驚きますが、ストレスを感じなくなった途端、根本から黒髪に復活することがあります。

一方、一度白髪になってしまったら最後、ストレスを感じなくなっても生活リズムを正しても、黒髪に戻らず白髪のままというケースもあります。白髪の原因を知るために、白髪を見つけたとしてもすぐに抜くのはやめましょう。

2つ目は、白髪を放置しないことです。黒髪の中にたった数本でも白髪があると男性女性を問わず、老けて見られてしまいます。先日見かけた光景ですが、電車のシルバーシートにひとりのシルバーヘアの女性が座っていました。その人は、下を向いてスマートフォンを操作していたので、髪が顔にかかり顔を見ることはできません。電車が停車し、松葉杖をついた学生が乗車してきて、まっすぐシルバーシートの方向へ歩いて行きました。しかし、シルバーシートには2人の老人とスマートフォンを操作している女性が座っています。どうするだろうと見ていたら、松葉杖の学生は座れないと判断し、入り口付近まで戻り、立つことを選択しました。

座っている女性のしわのないキレイな手から、何歳くらいの人だろうと勝手に想像していました。次の瞬間、女性が顔を上げたので、びっくりしました。どう見ても30歳くらいにしか見えない、若い女性だったからです。髪の毛で顔が見えず、白髪が多いという一部分だけを見て50歳くらいなのかと思いましたが、実際は20歳も老けて見えていたのです。

白髪のままでいる理由があるのかもしれませんが、一般的に見た目で損することが多いのは事実です。髪のツヤやハリを改善するといったできるところから意識することで、見た目年齢を若くできます。あきらめて放置するのはやめましょう。

若白髪は食生活、生活習慣の乱れが原因です。そのまま放置しないでバランスの取れた食事、一定の睡眠習慣を保つことが大切です。

3つ目の「メンテナンスをする」ですが、老けて見られることが分かっているのに白髪を放置していることで、ズボラなだらしない人と思われてしまいます。時間をかけてメイクをし、キレイな洋服を着たのなら、白髪をそのままに放置するのはやめましょう。

髪は爪と同じ死滅細胞です。内側から潤うことができないので、ヘアパックやヘアトリートメントなどの髪そのものに栄養を与えることも大切です。さらに、頭皮環境を整える働きがある成長ホルモンを分泌させ、体の内側から髪のダメージを最小限に抑えることも大事になります。

インド人は面白い

働くようになり、貯めたお金で海外旅行へ行けるようになった頃から、メディカルハーブへの興味もあり、「いつかはインドへ行きたい」と思っていました。2010年2月に、その夢が叶いました。インドはほかにはない独特の文化が旅行者を魅了しますが、その独特さゆえに1回で十分という人と、何回も繰り返し旅行する人の2つのタイプにはっきり分かれます。私は後者、広大な土地、服装、食事、仏閣など多種多様で、行くたびにまるで異なる国を旅しているようで毎回感動しています。

このように感じられるのも、ガイドのラビさんに出会えたからです。彼は私の見たい、食べたい、体験したいというすべての願いを叶えてくれます。最初の頃は、水が合わず体調を崩して寝込みましたが、今ではそれさえも楽しい思い出です。

ここで、インド人と付き合う上でのポイントをお伝えします。それは、彼らが「インド人」ということを忘れないことです。彼らはいい意味でも悪い意味でも「知らない。できない」という単語を口にしません。とてもポジティブな人たちなのです。もし、聞こえているのに反応しないことがあったら、「知らない。できない」と言いたくない状況を察して深追いしないようにしましょう。たったそれだけのことですが、知っているだけでインドを10倍、20倍も楽しめ、お互いに気持ちよく過ごせるようになります。

第2章

体質タイプ別に弱点・問題点を知る！

～自分に合った睡眠までのアプローチとは？～

体質診断チェックにトライ！

まずは、左記の体質診断チェックをやってみましょう。Q1～Q36まで当てはまるものにチェックを入れてください。

体質診断チェック

Q1	疲れやすい、体がだるい	□
Q2	かぜをひきやすい	□
Q3	息切れしやすい	□
Q4	便秘、下痢になりやすい	□
Q5	食が細く、胃もたれしやすい	□
Q6	声が細く、大きな声が出ない	□
Q7	ため息をつく	□
Q8	喉にものが詰まったような感じがする	□
Q9	不安や憂鬱感がある	□
Q10	イライラして、怒りっぽい	□
Q11	胃やお腹が張り、ゲップやガスが多い	□
Q12	胸や脇が張る（女性:生理不順、生理前に下腹部や乳房が張る）	□
Q13	抜け毛、白髪が多い	□
Q14	目が疲れやすい	□
Q15	皮膚がカサカサして艶がない	□
Q16	爪が白っぽく、薄くて割れやすい	□
Q17	顔色が白く、艶がない	□
Q18	めまい、立ちくらみがする	□

Q19	シミが多い、唇の色が暗い	□
Q20	痛みがある（肩こり・頭痛、そのほか局所的に刺し込むような痛みがある）	□
Q21	動悸や不整脈がある	□
Q22	下肢の静脈瘤がある	□
Q23	皮膚の毛細血管が浮き出ている（女性：生理痛、経血に塊が混じる）	□
Q24	血圧、血糖値の異常	□
Q25	目が乾きやすい	□
Q26	肌がカサカサする、かゆみがある	□
Q27	口や喉が渇き、冷たいものが飲みたくなる	□
Q28	便がコロコロしている、硬くて出にくい	□
Q29	寝汗をよくかく	□
Q30	のぼせ、ほてりがある	□
Q31	口がネバネバし、舌の表面に苔がべったりついている	□
Q32	むくみやすい	□
Q33	太っている	□
Q34	軟便、下痢をしやすい	□
Q35	血中コレステロール値、中性脂肪値が高い	□
Q36	体が重だるい	□

チェックが終わったら、Q1〜6、7〜12、13〜18、19〜24、25〜30、31〜36の6つのグループで、チェックした項目数を合計します。チェックした項目が最も多いグループが、あなたのメインのタイプです。

診断結果から分かる6つのタイプとその特徴

Q1～6が最も多い方
➡**パンダタイプ**…食べても栄養が吸収できない 43ページ

Q7～12が最も多い方
➡**ゴリラタイプ**…神経が細やか過ぎて不安になる 45ページ

Q13～18が最も多い方
➡**ネコタイプ**…体力を温存することが大事 47ページ

Q19～24が最も多い方
➡**フラミンゴタイプ**…食事によって血色が変わる 49ページ

Q25～30が最も多い方
➡**カバタイプ**…保湿が欠かせない超敏感肌 51ページ

Q31～36が最も多い方
➡**リスタイプ**…溜め込むことで不調になる 53ページ

同点で２つ、３つのグループに当てはまった場合は、各タイプに該当します。ただし、不調を治す観点からは、

パンダ＞ゴリラ＞ネコ＞フラミンゴ＞カバ＞リス

が優先する順位です。優先順位の高いほうから実践していきましょう。

＊同様の診断は、以下のURLまたは右記のQRコードからでも行なうことができます。
URL：https://placer-diario.com/fx/suimin

①「栄養が吸収できない」パンダタイプ

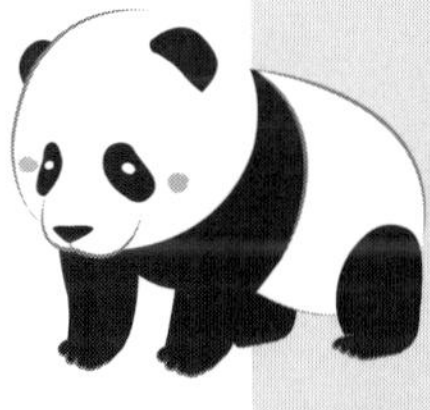

きちんと食事をしても胃腸が弱く、栄養をうまく吸収できません。不足している栄養分を食べて補給しようとすると、ますます胃腸が疲れ、食べると疲れることがあります。呼吸も浅くなりやすく、体内では、常に栄養と酸素が不足気味で、熱を作り出すのも得意ではありません。

見た目の特徴

ぽっちゃりとした柔らかい肉質の人が多い傾向にあります。これは、筋肉量が少ないことから基礎代謝が低く、運動をしても脂肪を燃焼しづらく痩せにくいためです。空気を吸うだけで太る、と言われるのもこのタイプの特徴です。

現れる症状

栄養が不足している箇所によって、同じ人であっても日、週、月によって現れる不調は変わります。そのため、疲れの一言でまとめられることが多いのですが、朝起きるのがつらい、食べると眠くなる、このような慢性的な疲労もこのタイプの人に多い特徴です。そのほか、頻尿、足腰のだるさ、耳鳴りといった症状が現れます。

気をつけること

食事は、胃・腸・脾臓に負担がかかりやすいため、生野菜、脂っこいものや苦い味付けは控えましょう。また、冷たい食事や飲み物は消化器に負担がかかるので、温かい食事や飲み物を取るようにします。冷たいものが食べたいときでも、常温以下とならないように注意しましょう。温かい味噌汁やスープなどを飲むと、胃腸が温められます。体温を一定に保つことで、胃腸の負担は減らせます。

太りやすいことからダイエットを目的とした運動をする人も多いと思いますが、**このタイプの人は痩せる前に体が疲れてしまうので、過度な運動はやめましょう。**ウォーキング程度の軽いものがお勧めです。

②「繊細過ぎる」ゴリラタイプ

社会生活を重視するため、人と争って嫌な思いをするくらいなら多少のことは我慢するタイプです。感情を抑えきれない強いストレスを感じると、イライラしたり、怒りっぽくなったりと感情が不安定になることもあります。気持ちが塞ぎ込むと体調を崩しやすくなります。

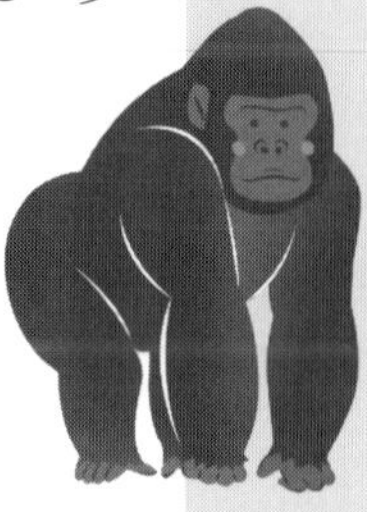

見た目の特徴

ストレス源に敏感に反応しないようにするため、ストレスを感じると体を守ろうと血液や体液の流れが悪くなります。その影響を受けて胃腸の働きは滞り、ゲップやオナラなどのガスが溜まりやすくなり、お腹も大きくふくらんで見えるようになります。

現れる症状

ストレスから体を守るため、自律神経は日中優位となる交感神経から、より穏やかな副交感神経へ切り替える指令を出し、コントロールします。頻繁に行なうことで切り替えが鈍くなったり、精神的に不安定になったりします。女性は、月経の周期による影響も受け、感情が乱れます。特に、月経前と排卵期にこの症状が出る人が多くなります。

気をつけること

食事は、食べたいものを我慢することもストレスとなります。あまりストイックにならず、食べたいものは食べるようにしましょう。このとき、甘いケーキやスナック菓子は不飽和脂肪酸を含むものが多いので、羊羹などの食物繊維の多い和菓子をお勧めします。**ストレスが強くなると、濃い味を好む傾向があります。味が濃いとやけ食いに繋がるので、薄味にするのもコツです。**

このタイプは、一般に健康体。喉に詰まった魚の骨を取るように、体の中に詰まっているものを取り除くイメージで、朝起きたら、酸素が体を巡る感覚を感じながら深呼吸を10回しましょう。

3 「体力の温存がカギ！」ネコタイプ

血液にパワーがないため何をするにもとにかく疲れ、1日の中でONとOFFの差が激しいタイプです。ONの状態では人と過ごし、OFFの状態ではひとりでゆっくり過ごし、体力を温存するためにひたすら眠ります。この眠りは夜の睡眠とは違い、体を休めるため、横になるだけのものです。

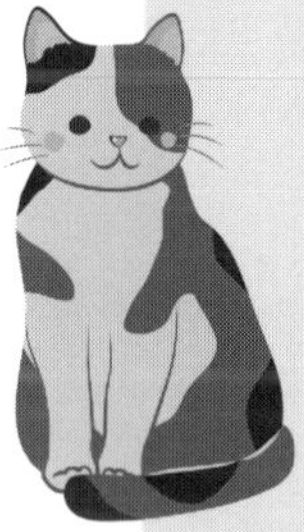

見た目の特徴

血液にパワーがなく貧血のような状態です。顔色は青白く、体がフラついたり、疲れて具合が悪そうに見えたりします。そのほか、眼精疲労やドライアイ、爪の割れやすさ、抜け毛・切れ毛など、全身の栄養が不足しているような弱々しい印象が特徴です。

現れる症状

体の臓器に問題があるわけではありません。ただ、臓器に栄養を届ける血液に元気が足りない状態です。そのため、血液が栄養を届ける先々で症状が現れます。特に多いのが疲れやすい、顔色が悪い、皮膚に艶がない、筋肉が痙攣しやすい、爪が割れる、眼精疲労やドライアイなどの症状です。

気をつけること

食事では、血液を作る食材や、消化吸収されやすく胃腸を労《いたわ》るものを選ぶようにしましょう。ポイントとなるのは血液を補う食材で、色が濃い緑黄色野菜、黒ごま、黒きくらげなどです。また、胃腸を労る食材としては、山芋やキャベツ、しいたけなどがあげられます。

これらは血液を増やしながら、その巡りもよくしてくれるので、毎日少しずつ食事に取り入れるようにしましょう。

このタイプの人は疲れやすいので筋トレ、ボクササイズなどの大量に汗をかく激しい運動は向きません。全身をほぐすピラティスや、ストレッチなどがお勧めです。翌日に疲れが残らないよう、軽い運動から始めましょう。

④「食事で血色が変わる」フラミンゴタイプ

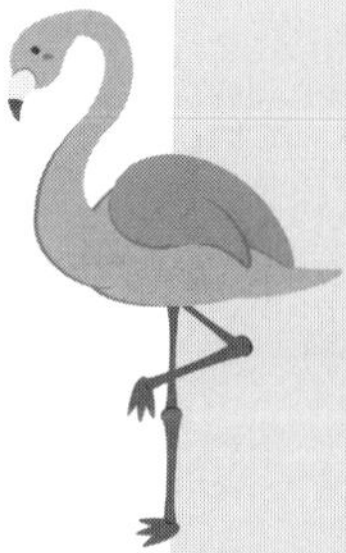

フラミンゴの羽は、食べているエサの色素によってキレイなピンク色を発色しています。同じように、あなたの肌色も食べているものの影響を受けていると知ったらどうでしょう。血液がキレイになったら、くすみ、シミ、そばかすのある肌も赤ちゃんのような透き通った肌に変わります。

見た目の特徴

血液の巡りが悪いため、くすみやシミ・そばかすが増え、顔色は黒っぽく、唇は紫色っぽく見えます。肌のターンオーバーも遅く、アザもなかなか消えません。体内で作られた熱を末端まで早く運搬できないため、手足が冷え、体温の低い人が多いのです。

現れる症状

毛細血管など、血管の中を流れる血液の流れが悪くなり、血栓が詰まりやすくなることから、血管が浮き上がり、ふくらはぎや太ももがボコボコしたり、首や肩こりなどの痛みを持ったりします。また、皮膚に潤いや栄養を届けにくくなるため、潤いのある丈夫な肌を作れず、乾燥性湿疹となり、かゆみなどの症状が現れます。

気をつけること

血液がドロドロになると詰まって血管を傷つけます。血液をサラサラにする食材や、血流を促し新陳代謝をよくする食材を取るようにしましょう。体を温めるウナギ、羊肉など赤色の食材がお勧めです。また、香りのある野菜、青魚などは血の巡りをよくしてくれます。シナモン 図鑑18 などの血行をよくするスパイスを適量使ったり、黒酢、酒粕などの発酵食品を食べたりするのも効果的です。

また、**同じ姿勢を長時間続けると血の巡りが悪くなります。適度に休憩を入れて、席を立って歩いたり、目を休めたりするようにしましょう。**そして、軽い運動で血行をよくし、1日の終わりには湯船にゆっくり浸かって体を温めると、手足の冷えが改善し、よく眠れるようになります。

5「保湿が欠かせない」カバタイプ

このタイプは、睡眠時間の短い人に多い傾向があります。起きている時間が長いため、熱代謝の作用により特に上半身の水分が蒸発しやすく体液はドロドロ状態となり、顔は熱により赤黒くなります。常に肌が乾燥しがちな保湿の欠かせない超敏感肌です。

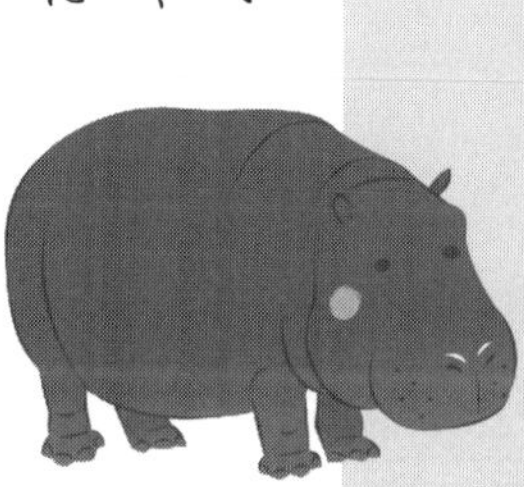

見た目の特徴

痩せ型。熱は上へ上へと上がるため上半身は暑がりで汗っかき、下半身には冷たい水分が集まるため冷えます。水分が汗となって蒸発することから体液はドロドロになり、滞っている部分の皮膚は化膿や炎症などの吹き出物ができやすくなります。

現れる症状

体液の濃度が過剰となる箇所によって症状が異なります。頭部、上半身では、ほてり、のぼせや喉の渇きが見られます。また、熱により寝つきが悪い、不眠、寝汗をかく、夢をよく見るなどの症状が現れます。そのほか、げっぷやしゃっくりが出やすく、便秘、生理不順などの症状が現れます。

気をつけること

食事では、体液と血液を増やす食材は、どちらも色が濃い緑黄色野菜などです。そのほか、体液の蒸発を防ぐ熱を取り除く食材は、セロリ、トマト、マンゴーなどの産地が南国のもの。コーヒーにも体を冷やす作用があるので、熱を感じたときに飲むようにしましょう。

激しい運動はNGで、ゆっくりとした運動がお勧めです。イメージするなら、フラダンスと太極拳。リスタイプと違う点は、体内熱量が高く水分が蒸発しやすく体液はドロドロ状態なので、熱を生じる行為は控えるのがポイントです。

6 「溜め込み過ぎると不調」リスタイプ

リスは頬の中に食べ物をたくさん溜め込みますが、人も余分な水分や食べ物を体中に溜め込むと、湿度の高い日や雨の日は体が冷え、体調を崩しやすくなります。

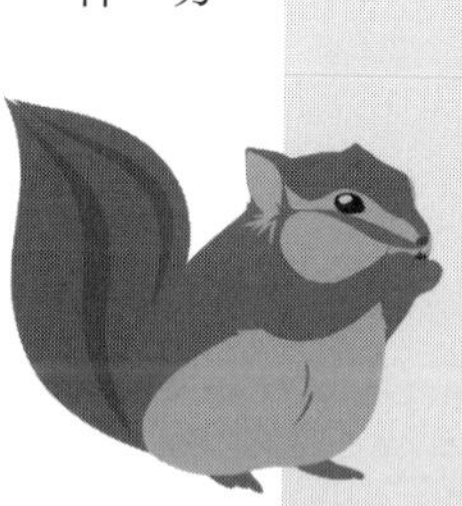

見た目の特徴

余分な水分を溜め込む水太りは、下半身太りになりやすく、水風船のような体型になります。また、汗や鼻水などもよく出ます。このタイプは運動量が少なく体液の巡りも悪いため、体の末端に溜まった水分は冷える一方となります。そのため、一年中、手足が冷えるのが特徴です。

現れる症状

体に溜まった水分によって体が重だるく、疲れやすくなります。そのほか、水分の滞っている箇所によって症状が異なり、肺では咳や痰が多く、胃では胸のむかつき、膨満感や食欲不振、腎臓では排出が滞り下痢やむくみなどの症状が現れます。

気をつけること

胃腸が弱りやすいので、温かいものを食べたり飲んだりしましょう。特に、水分を排出する作用のあるハトムギなどのお茶、とうもろこしや大豆、枝豆をはじめとする豆類がお勧めです。このとき、**水分を取り過ぎないようにするため味付けは薄くし、喉の渇きを抑えるようにしましょう。**

じんわりと汗をかく程度の運動がお勧めです。時間の取れないときはエレベーターを使うのをやめて階段を使う、最寄駅の一駅手前で降りて家まで歩くなど、毎日の空き時間を有効活用して太ももを動かしましょう。そして、夜はゆっくりお風呂に浸かってたっぷり汗をかくようにしましょう。

ハーブの生産地を渡り歩く

ハーブ生産地へ行くきっかけは、石垣島のハーブ園でした。平らな土地にまっすぐハーブが植えられ、機械を使った収穫、乾燥、加工の一括管理がされていると思っていました。しかし実際は、山間のちょっとしたスペースに所狭しとたくさんの種類のハーブが細かく区切られ植えられていました。草むしりから収穫、洗浄、選別まで、すべてが人の手で丁寧に扱われていて、私のハーブに対する印象はガラッと変わりました。

この衝撃からハーブの生産について興味を持つようになり、さらに、インドのアーユルヴェーダに出てくるインド由来のハーブを見たくなり、インドへ飛びました。

幸運だったのは、インド人のガイド、ラビさんに相談できたことです。ラビさんは持てる力をすべて使い、一般の日本人では到底たどりつけない農園との縁を繋げてくれました。実際、ラビさんから始まったご縁は、彼の友人であるジャイプールの宝石商→南インドの宝石商→政府高官→大学教授→ハーブ研究施設所長→農園オーナーへと繋がりました。

ハーブ農園へ行く段取りが整うと、早速、デリーから南インドへ飛行機で移動し、現地でドライバーさんと合流。紹介していただいた農園を目指し、片道2時間のドライブがスタートしました。この貴重な経験以来、南インドのハーブ探訪の旅を年に2回、繰り返しています。

第3章

体質タイプ別 7日間メソッド

~ハーブ&生活習慣&ヨガでキレイを手に入れる~

7日間メソッド活用法

この章では、前章でのそれぞれのタイプの特徴を踏まえて、ぐっすり眠れるようになるためにお勧めのハーブ、生活習慣、ヨガを7日分ご紹介します。

最初は1日に1つずつ取り組んでください。7日間メソッドを一通り終えたら、2週目は7つをまとめて1日に行なっても、好きなものだけを取り入れてもよいものを選りすぐりました。あなたに合った組み合わせをお楽しみください。

① パンダタイプ　体からのアラートには敏感に

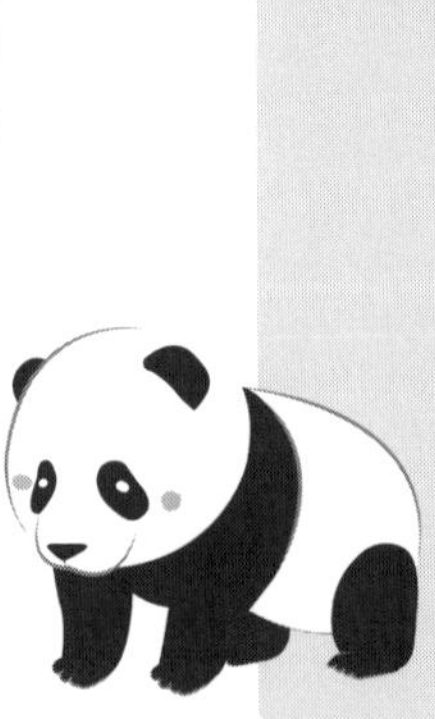

1日目

■ハーブ：アルファルファ　図鑑4

特徴：栄養価がとても高く、疲労回復に役立ちます。さらに、むくみの解消やコレステロール値を抑える働きもあります。

成分：カルシウム、マグネシウム、カリウム、β-カロテン、サポニン、ゲニステイン

適応：疲労、むくみ、糖尿病

■生活習慣：無理に起きない

「目は覚めているのに体が押しつけられたように重く、起き上がることができない」このような目覚めは普通ではありません。脳は動くように指示を出しているにもかかわらず、体が反応できないという異常事態は、体が発する警告です。この警告を無視し続けると、その後起き上がることもできなくなります。パソコンに例えると、警告アラートを無視して使い続けると、ある日突然使えなくなるのと似ています。

警告は正常に機能できないことを知らせ、手当てを促すものです。手当てをしないまま使い続けた機械は故障します。故障したパソコンは部品を交換することで使えるようになりますが、人の体は、取り替えることができません。異常な寝起きは体が発する警告だと知りましょう。

警告を受けたら、お勤めも家事もプライベートもすべてストップさせて眠るようにしましょう。眠ることで、溜まった疲れから解放される時間へ変わります。起きられないときは無理せず、**体が必要とするだけ眠ることが体を修復する最も安全で、効率のよい方法で**

す。

■ヨガ：呼吸法

①あぐらを組み、重心が左右均等になるように座ります。
②お腹から空気を押し出すように、7秒かけて空気を吐き出します。
③吐ききったら、一呼吸おきます。
④お腹の中を空気でふくらませるように7秒かけて空気を吸い込みます。
⑤3分間、②～④を繰り返します。

▌呼吸法

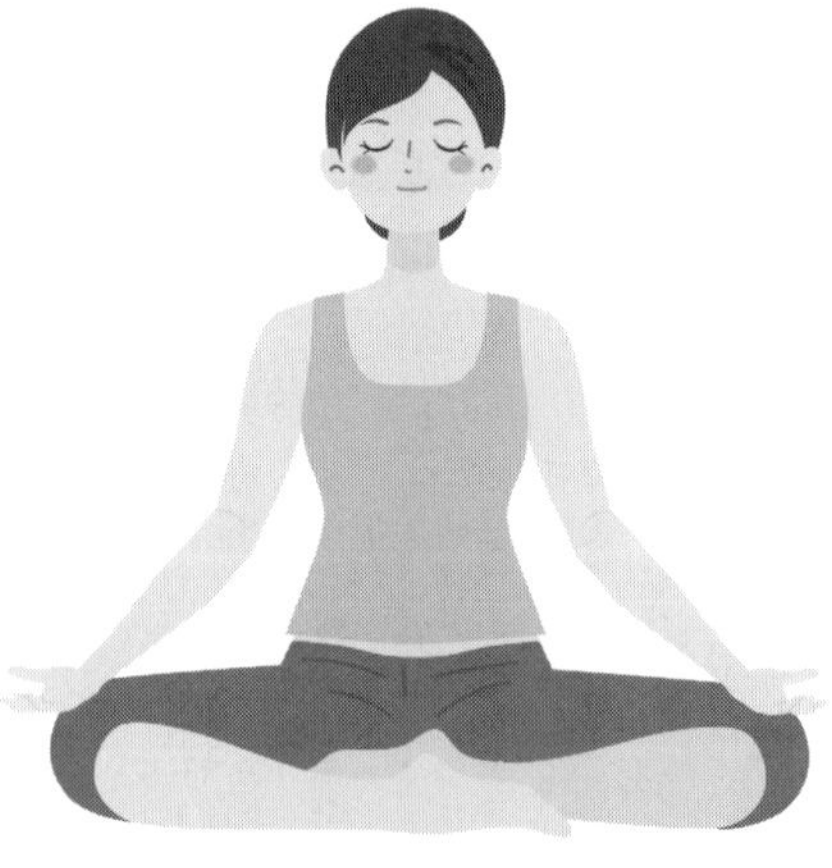

①の姿勢

2日目

■ハーブ：シャタバリ 図鑑20

特徴：性ホルモンのバランスを整えます。そのほか、胸やけ、消化不良、過敏性腸症候群などの症状を緩和します。

成分：サポニン、アスパラガミンA、ラセモソール

適応：疲労、PMSや更年期障害

■生活習慣：日光浴でシャキッとする

スッキリした朝をスタートさせたいなら、太陽光を浴びましょう。私たちの体には体内リズムというものがあります。このリズムは1日25時間周期ですが、地球は1日24時間周期です。ということは、1日あたり1時間のズレがあります。このズレは目が太陽光を網膜でキャッチすることで、脳の視床下部にある視交叉上核《しこうさじょうかく》が刺激を受け、リセットすることができます。

簡単にいうと「日光浴」です。**毎朝、日光浴をすることで体がシャキッとします。**天気が曇り、雨、雪とどのような気象状態でも、太陽光は雲を突き抜け、地表まで届きます。太陽光を見ることができない人は、蛍光灯で太陽光と同じ波長の光を作り出すものがありますので、これらを代用するのもお勧めです。

■ヨガ：首・足ストレッチ

①あぐらを組み、重心が左右均等になるように座ります。
②頭を左に傾け、ゆっくり呼吸をしながら30秒キープします。
③続けて、右、左前、右後ろ、右前、左後ろ、前、後ろの順に、同じように頭を傾け、呼吸と30秒キープを繰り返します。
④左手で右の足先を持ち、時計回り、反時計回りに10回ずつ、回します。
⑤左手と右足の指を組み、左手の指に力を込めて右足の指を3秒圧迫し、解放します。これを3回繰り返します。
⑥左右を入れ替え、④、⑤を繰り返します。

首・足ストレッチ

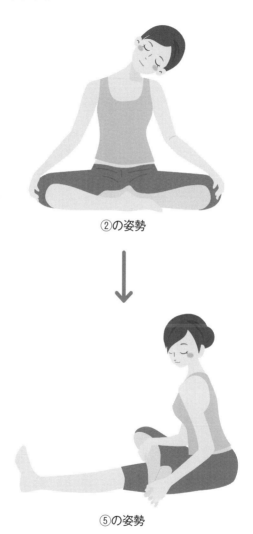

②の姿勢

↓

⑤の姿勢

3日目

■ハーブ：カモミール 図鑑13

特徴：心身をリラックスさせるハーブです。疲労やストレスを回復させる働きがあります。また、胃腸の調子を整え、肌の炎症も抑えます。

成分：フラボノイド、コリン

適応：胃炎、胸やけ、口内炎、湿疹、不眠

■**生活習慣：質の高い腸内細菌を取る**

私たちの体の中の腸内細菌は6百兆～千兆個。種類は千種類以上。重さは約1・5キログラム。そして、この腸内細菌は一人ひとり異なっていて、同じ腸内細菌を持つ人はほかに存在しないと言われています。

ただ、これだけの量の腸内細菌を持っていても、風邪や膀胱炎などの感染症治療の際に処方される抗生物質を服用すると死滅してしまいます。または、加齢や乱れた食習慣によっても腸内細菌のバランスを保つことが難しくなります。**腸を元気にするために取って欲しいのは「オリゴ糖」です。**オリゴ糖は果糖、ぶどう糖などの単糖が繋がり、小腸では消化吸収できずにそのまま大腸に移り、腸内細菌のエサとなります。善玉菌で知られるビフィズス菌はオリゴ糖を食べて乳酸や酢酸を作り出し、腸内を酸性に保つ働きがあります。若さを保つには、腸内細菌に十分なエサとなる「オリゴ糖」を届け、元気にすることがポイントです。

■ヨガ：合《がっ》せきのポーズ

①あぐらを組み、両足の裏を合わせて座ります。

②両手を体の前につき、息を吐きながら上半身を前に倒します。

③そのまま5回呼吸します。

合せきのポーズ

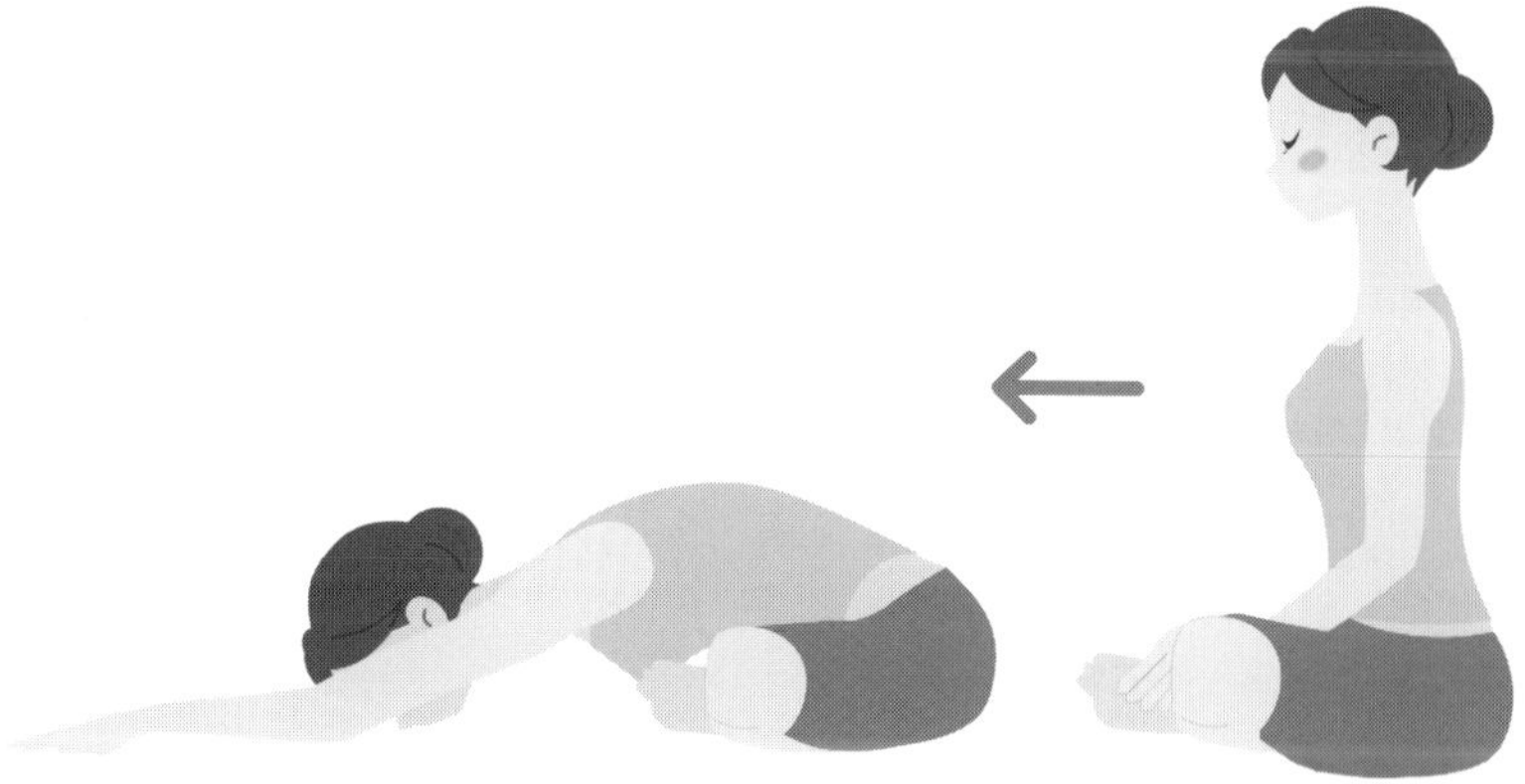

②の姿勢　①の姿勢

4日目

■ハーブ：レモングラス 図鑑47

特徴：抗菌、抗真菌、殺菌作用に優れています。また、消化を促進する働きもあり、食べ過ぎた後の胃もたれにお勧めです。

成分：フラボノイド

適応：食欲不振、消化不良、風邪

■生活習慣：カフェインはNG

緊張のスイッチをOFFにしましょう。ずっとハイテンションで1日を過ごせたら仕事もバリバリこなせ、全力で遊べ、どんなにいいでしょう。しかし、自律神経の交感神経を優位にし続けると呼吸は浅くなり、痛みも感じないほどの超集中状態に入るため、体が耐えられなくなります。張り詰めたままの緊張状態は、伸びきったゴムと同じです。いざというとき、それ以上伸ばすことができません。そうならないために、一度気持ちのスイッチをOFFにし、リラックスすることが大事です。このときにお勧めするのはハーブティーです。

カフェインを含むコーヒー、紅茶、緑茶は飲むと夜の寝つきが悪くなりますが、ハーブティーはカフェインを含まないものもたくさんあり、寝つきに影響しません。さらに、複数の茶葉をブレンドすることで、ビタミンやミネラルなどの栄養成分も手軽に取ることが可能です。ハーブティーの香りを楽しみながらゆっくり飲めば、緊張も解け、気分にメリハリをつけやすくなります。

■ヨガ：半分の魚の王様のポーズ

①手を腰の横に置き、揃えた両足を前に伸ばして座ります。
②左ひざを曲げ、右足をまたいで右ひざの外側に左足を置きます。
③左手は腰の後ろに置き、右手で左ひざを抱え、息を吐きながら上半身を左にねじります。
④そのまま5回呼吸します。
⑤左右を入れ替え、②〜④を繰り返します。

■半分の魚の王様のポーズ

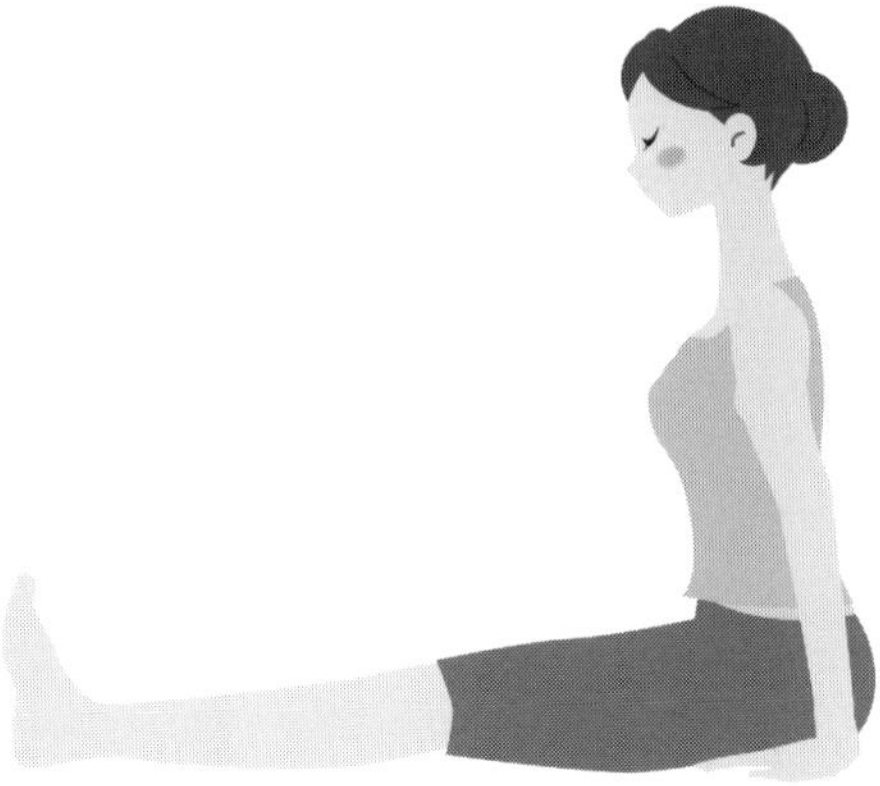

①の姿勢

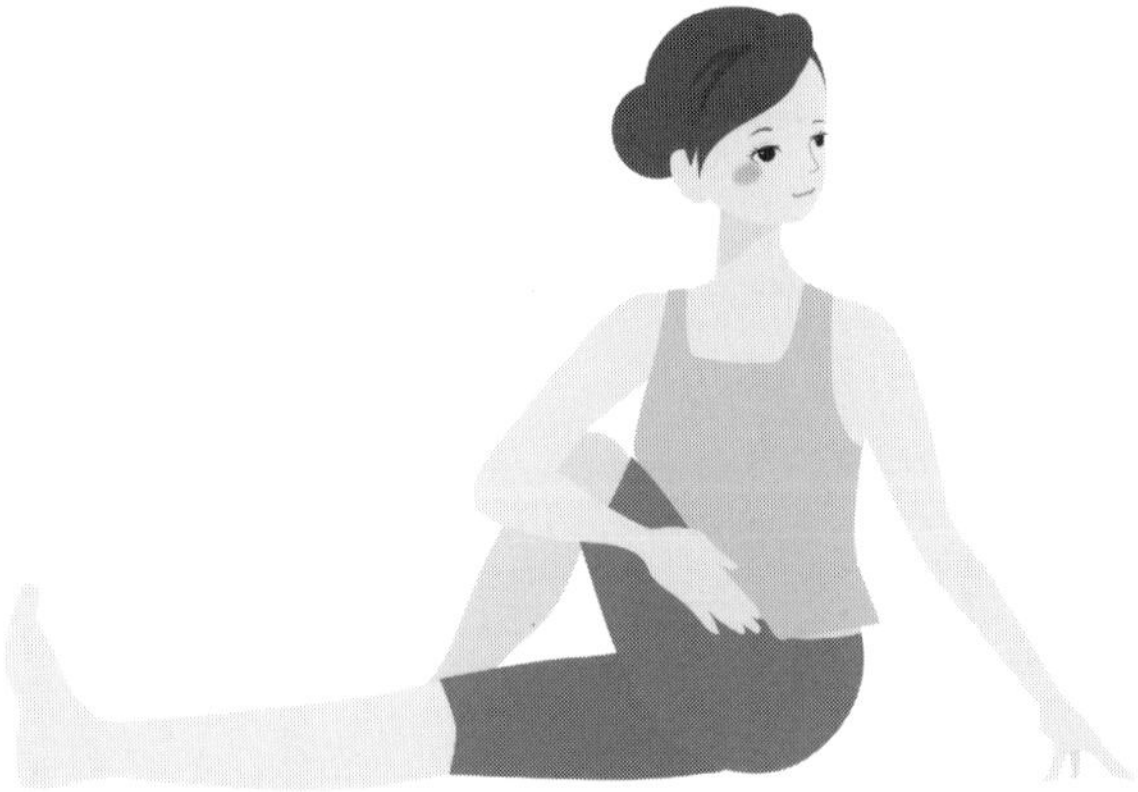

③の姿勢

5日目

■ハーブ：マルベリー 図鑑42

特徴：食後の糖の上昇を抑えてくれるハーブです。善玉菌の働きを助け、腸内環境を整えます。

成分：デオキシノジリマイシン、GABA、ミネラル

適応：生活習慣病予防、便秘

■生活習慣：メイクをする

あなたは昼休みにメイク直しをしますか？　基本、メイクを嫌々する女性は少ないでしょう。シミ、しわ、たるみが目立たなくなり、キレイになるのを見るのは楽しいことです。また、その気持ちを後押しする素敵な化粧品のパッケージを見ることも気持ちを明るくしてくれます。

さらに、アイラインは、まっすぐにキレイなラインを引くのは至難の技です。メイクの中で最も集中力を必要とする瞬間と言えます。このメイク直しが集中力を高める準備時間となるので、その後のお勤めや家事をスムーズに取り掛かれるようになります。

最低限のメイク直しではなく、時間をかけてしっかりメイク直しをすることでキレイに変わっていく顔・表情にワクワク、ドキドキし、また、**皮膚への刺激を通して脳に心地よい感覚が伝わるとセロトニン（別名：幸せホルモン）と呼ばれるホルモンが作られます。**メイクはキレイと幸せと集中力を手に入れる時間へと変わります。

■ヨガ：弓のポーズ
①床にうつぶせに寝そべります。
②両ひざを曲げ、足先を天井の方向に上げます。
③両手で足首をつかみます。
④息を吸いながら、お腹に力を入れて上半身と両足を引き上げ、寄せます。
⑤そのまま5回呼吸します。

弓のポーズ

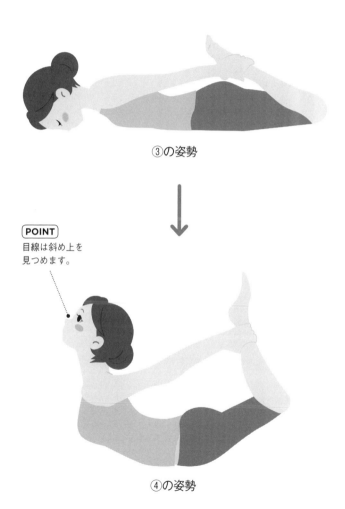

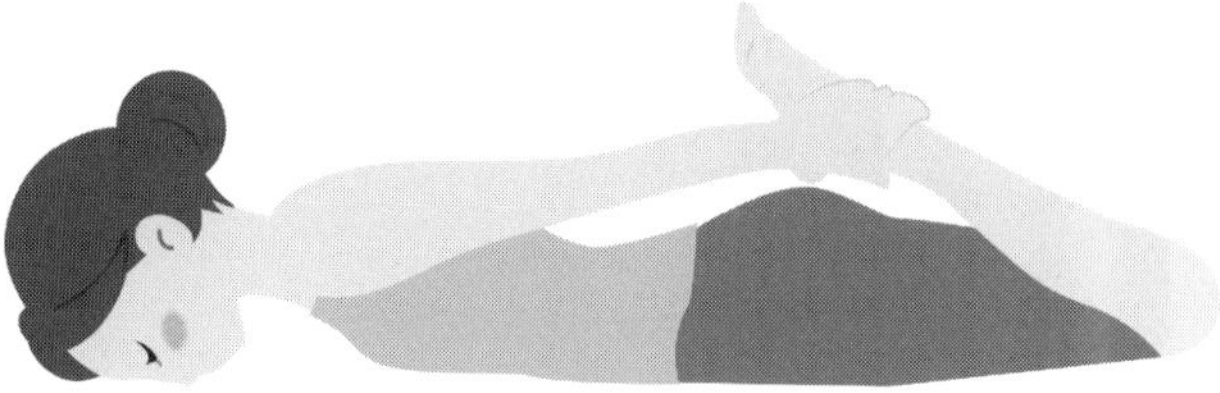

③の姿勢

④の姿勢

6日目

■ハーブ：チコリ 図鑑27

特徴：尿酸、老廃物や腸内ガスの排出を助けてくれます。デトックスにお勧めのハーブです。

成分：イヌリン、タンニン、ペクチン

適応：腸内ガス、デトックス

■生活習慣：前傾姿勢は代謝を悪くする

パソコン、スマートフォン、料理などをするとき、自然と前かがみになりますが、この姿勢がトラブルのはじまりです。頭は体重の10％の重さがあります。まっすぐに立っているときでさえ頭を支えるのは大変ですが、前に傾けることで首や肩にかかる負担は4倍増しとなります。体重50キログラムの人の場合、頭の重さは5キログラム。それを前に傾けると、5キログラム×4倍＝20キログラムとなります。この姿勢を続けていると肩こりや頭痛の原因となるばかりでなく、内臓、特に肺を圧迫するため吸い込む酸素の量が減ります。

最近では、腸や背骨ほどではありませんが、肺も少量の血液を作り出していることが分かってきました。その肺が十分な量の酸素を取り込むことができないと血液も作れませんし、全身に新鮮な酸素を供給できず、貧血、血行不良、冷えやむくみに繋がります。代謝を上げるため、**頭頂部が天に向かって引っ張られるような感覚で姿勢を正すと、大きく呼吸ができるように変わります。**たったそれだけのことで自然と代謝がアップし、見た目もスッキリ。自信溢れる素敵な女性へイメージチェンジできます。

■ヨガ：トラのポーズ

①手は肩幅、足は腰幅に開いて、床に四つん這いになります。
②ゆっくりと左足を床につかないよう腰の高さにキープしながら後方へ伸ばします。
③次に右手も肩の高さをキープしながら前方へ伸ばします。
④そのまま5回呼吸します。
⑤左右を入れ替え、②～④を繰り返します。

■トラのポーズ

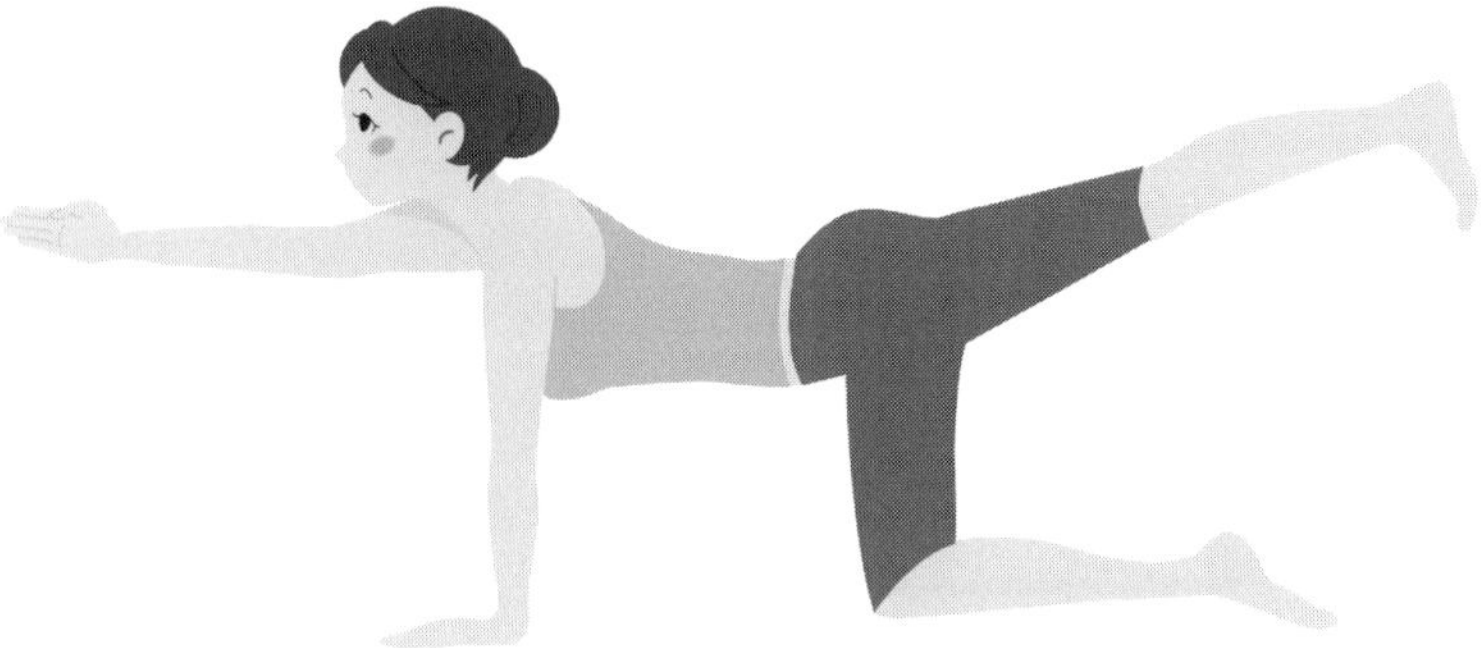

③の姿勢

7日目

■ハーブ：アンジェリカ 図鑑5

特徴：胃液や胆汁の分泌を促し、胃腸の調子を整えてくれます。更年期の気力や体力の低下を抑える働きがあります。

成分：フィトステロール

適応：消化不振、冷え性、更年期

■生活習慣：深呼吸で脳をリフレッシュ

意識的に深呼吸することが大切です。日中は基本的に交感神経が優位になっています。ある種、戦闘モードです。例えるなら猫が狩りをするとき、獲物の動きだけに集中し、耳を澄ませ、呼吸を抑え、足音を立てないように獲物に一歩一歩近づくような集中状態です。日常では、歩道を歩いているときは横を通過する車や自転車に注意を向け、電車やエスカレーターの乗り降りのときは周囲に気を配るなど、意識していないようで集中しています。そのほか、仕事、人間関係、または好きなことに没頭しているときにも超集中状態に入り、知らず知らずのうちに息を詰め、浅い呼吸しかしていないことがあります。

呼吸が浅くなると脳は酸欠となり思考がまとまらなくなり、長い時間、物事に集中することが難しくなります。脳を緊張状態から解放しリフレッシュさせるには、**アクションを起こす前は意識して深呼吸をするといいでしょう。**脳に酸素が届き、集中状態に入りやすくなります。

■ヨガ：子犬の伸びのポーズ

①床に四つん這いになります。
②両ひじを床につきます。
③両手を少しずつ前に伸ばし、肩を伸ばし床に顎をつけます。
④そのまま5回呼吸します。

子犬の伸びのポーズ

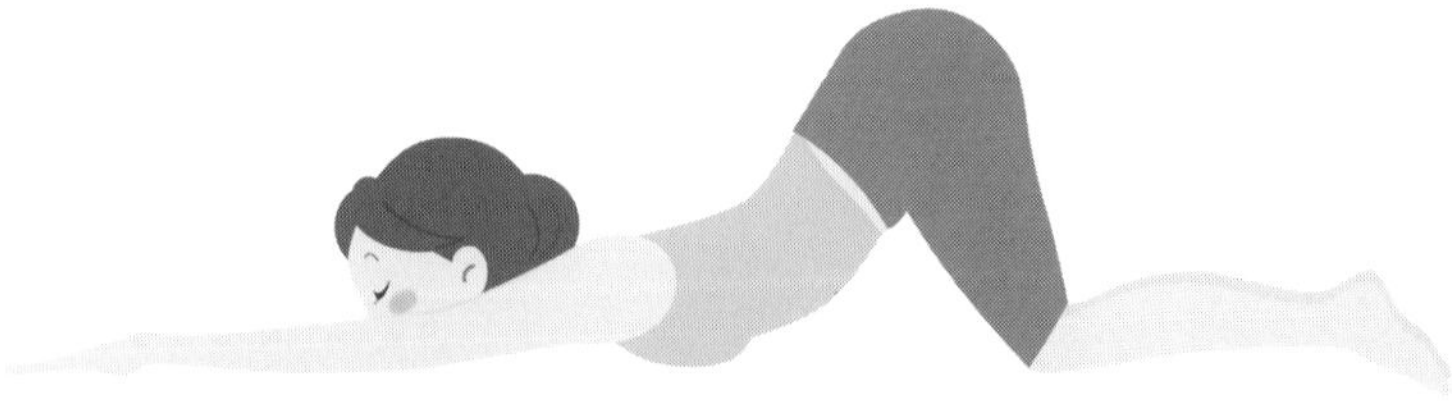

③の姿勢

② ゴリラタイプ　心からリラックスできる環境を持とう

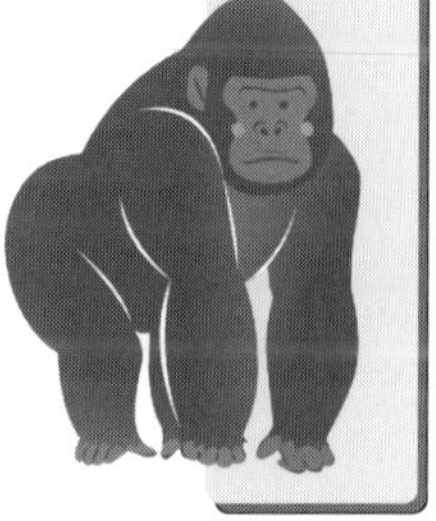

1日目

■ハーブ：スカルキャップ　図鑑22

特徴：神経を強くし、緊張、不安、うつやパニック状態を緩和させる作用があります。

成分：フラボノイド、タンニン、ミネラル

適応：神経衰弱、神経過敏、不眠

■生活習慣：目覚める時間を一定にする

朝、スッキリ起きられないのは寝不足です。そのため、休日にはまとまった時間寝るようにしているという人は要注意。日々の疲れは雪だるまのようにどんどん大きくなります。1週間がはじまり月曜日は2時間の寝不足であっても、休日になるまでには10時間の寝不足となります。溜まった寝不足を解消するには、不足した10時間分寝るしかありません。

しかし、10時間寝ても疲れが抜けないこともあります。これは、「起きられない」「朝が苦手」という記憶の刷り込みによるものです。脳が朝は起きられない、苦手と記憶しているのです。**この誤解を解くために最初にすることは「脳をだますこと」です。**脳に朝はスッキリ目覚められると記憶の上書きをすることで朝の目覚めが変わります。

そのためにすることは、いつも同じ時間に起きることです。平日は6時起床、休日は10時起床と曜日によって起きる時間を変えることは、体内リズムを混乱させる元となるのでNG。毎日同じ時間に起きる習慣を持つと、平日6時の起床が楽なことに変わり、「起きられない」が「起きられる」、苦手が得意に変わり、脳の上書きが成功します。

■ヨガ：呼吸法

①あぐらを組み、重心が左右均等になるように座ります。
②お腹から空気を押し出すように、7秒かけて空気を吐き出します。
③吐ききったら、一呼吸おきます。
④お腹の中を空気でふくらませるように7秒かけて空気を吸い込みます。
⑤3分間、②～④を繰り返します。

■呼吸法

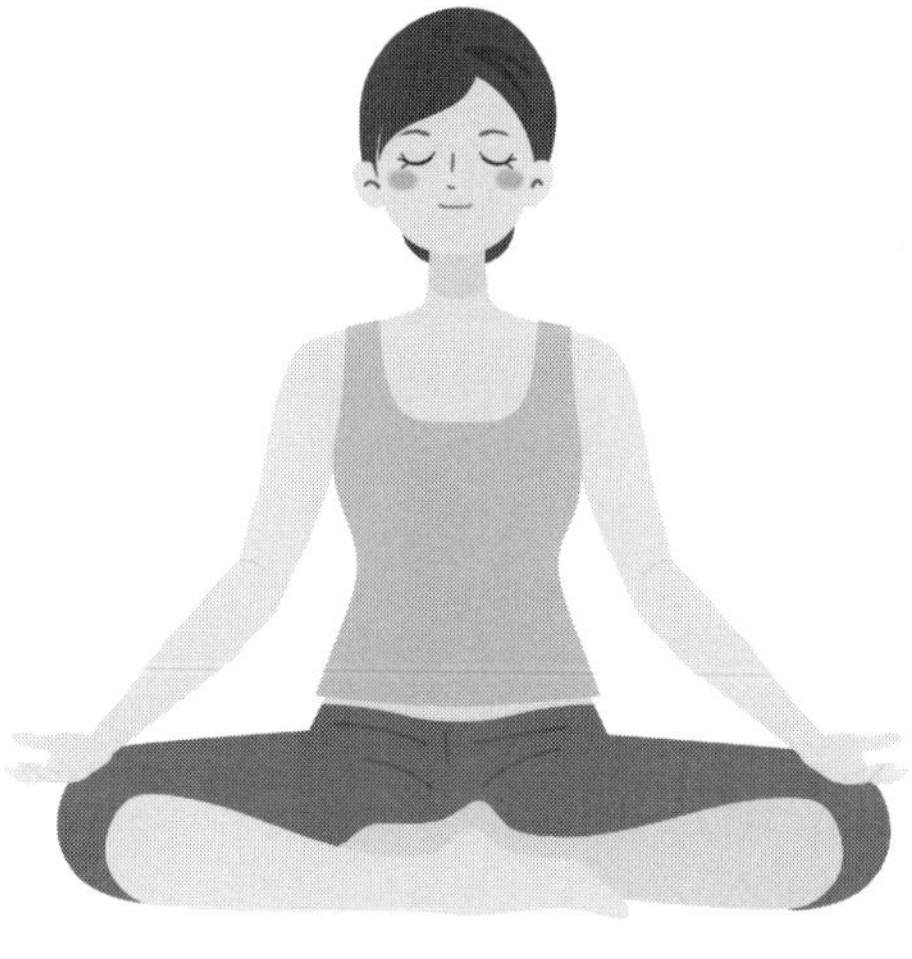

①の姿勢

2日目

■ハーブ：セントジョーンズワート 図鑑24

特徴：脳内のセロトニン濃度を高め、不安や悲しみを和らげます。そのほか、切り傷や火傷にも有効です。

成分：ヒペリシン、ルチン、タンニン

適応：神経疲労、PMS、うつ

■**生活習慣：寝ながら3分間のシミュレーション**

朝は時間との闘い。ゆっくりしている時間はありません。そんな人も、**目覚めてすぐに動き出すのは止め「寝ながらたった3分の行動シミュレーション」に取り組みましょう。**その3分間に、朝から晩までのタイムスケジュールに従って、その日の予定をシミュレーションするだけです。この時間を持たないまま目覚めると同時に動き出すと、いつものお勤めや家事を終わらせるだけが精一杯の日常に追われる1日となります。新たに何かをする余裕は持てません。

一方、行動シミュレーションをすることによって予定の優先順位が明確となり、集中するタイミングが明確になります。同じ作業も短時間で終わらせられ、待機や重複などの無駄な時間を削ることもできます。そして、空いた時間は好きなことや新しい趣味をスタートさせるなど、あなただけの時間を持てるように変われます。

■ヨガ：首・足ストレッチ

①あぐらを組み、重心が左右均等になるように座ります。
②頭を左に傾け、ゆっくり呼吸をしながら30秒キープします。
③続けて、右、左前、右後ろ、右前、左後ろ、前、後ろの順に、同じように頭を傾け、呼吸と30秒キープを繰り返します。
④左手で右の足先を持ち、時計回り、反時計回りに10回ずつ、回します。
⑤左手と右足の指を組み、左手の指に力を込めて右足の指を3秒圧迫し、解放します。これを3回繰り返します。
⑥左右を入れ替え、④、⑤を繰り返します。

▮首・足ストレッチ

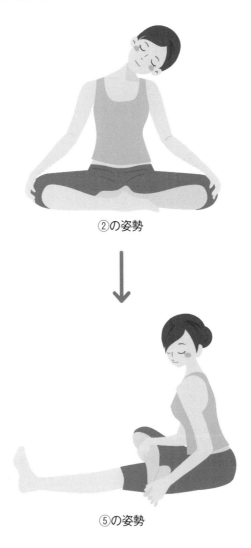

②の姿勢

⑤の姿勢

3日目

■ハーブ：オレンジピール 図鑑10

特徴：柑橘系の香りが気持ちを明るく、前向きにしてくれます。消化不良、便秘や下痢などの消化器系の不調を整えます。

成分：フラボノイド

適応：ストレス、消化不良、不眠

■生活習慣：昼には散歩で緊張を解く

日中、情報量の多いパソコン画面を長時間集中して見続け、作業を続けることができるのは、神経が張り詰めた交感神経が優位な状態にあるからです。この状態はゴムを引き伸ばした状態に似ています。しかし、伸ばし続けるとゴムは伸び切ってしまい使いものにならなくなります。ゴムを使い続けるなら、一旦緩める必要があります。神経も同じです。張り詰めた神経を一旦、程よく緩めることが必要です。

神経を緩める最も簡単な方法は、お昼休みに脳を休めるため、屋外に出ることです。風になびく木々、木漏れ日、風、行き交う人を眺めることで脳は休まります。短い時間でも環境を変えると緊張を解くことが可能となるので、お昼休み明けには集中モードに入りやすくなります。

■ヨガ：ガス抜きのポーズ

①床に仰向けに寝そべります。
②両足を曲げ、両腕でひざを抱えて胸に近づけます。
③吸う息でお腹をふくらませ、息を吐きながら太ももを胸のほうに抱き寄せます。
④そのまま5回呼吸します。

ガス抜きのポーズ

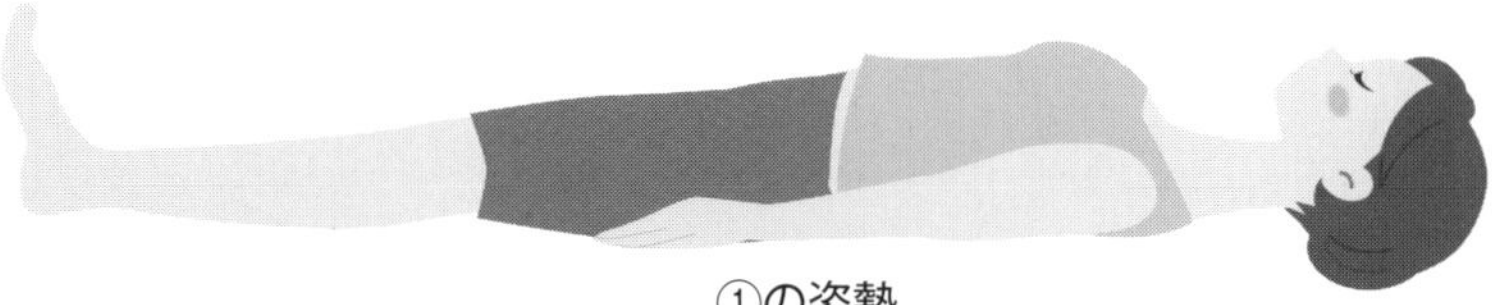

①の姿勢

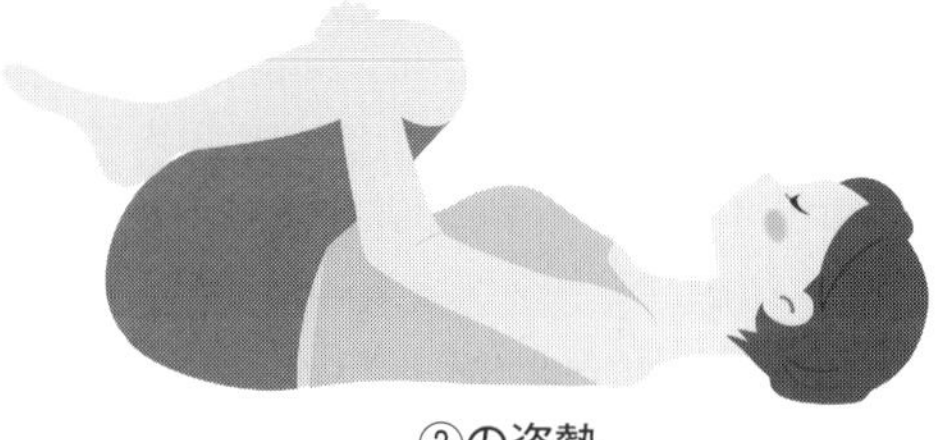

③の姿勢

4日目

■ハーブ：バジル・ホーリーバジル 図鑑31

特徴：消化を促進し、胃腸の不調に働きかけます。また、爽やかな香りが、イライラ、不安、不眠の緩和や集中力アップなどに役立ちます。

成分：フラボノイド、ビタミン、タンニン

適応：健胃作用、抗菌作用、抗うつ作用

■生活習慣：笑うことで3つのメリット

1日1回、声を出して笑いましょう。笑う演技であっても脳は楽しいと勘違いし、睡眠に欠かせないセロトニンを分泌してくれます。さらに、笑いは3つのご褒美をプレゼントしてくれます。

1つ目は、笑うときは下腹部に力を入れて息を吐き出すので、腹式呼吸と同じ状態になり、1回あたりの呼気量が2千ミリリットルまで増えます。胸式呼吸の4倍の量なので、体内に溜まっている大量の二酸化炭素を排出し酸素を取り込みやすくなります。また、肺胞が刺激され、細胞の代謝が活発になることで血管が拡張し、血圧も下げてくれます。

2つ目は、ガン細胞と戦うNK細胞が活性化することが証明されています。笑うことで免疫機能も向上します。

3つ目は、血糖値を下げる効果です。笑うとインスリンを分泌する遺伝子が作用して血糖値の上昇を抑えられると言われています。

ぜひ、たくさん笑ってセロトニンを分泌し、睡眠の準備に取り掛かりましょう。

■ヨガ：立位の開脚前屈のポーズ

①肩幅より広めに足を開きます。
②手を腰に当て、背筋を伸ばし、息を吐きながら、足の付け根から折るように上半身を床と平行になるまで前に倒します。
③手を床につけ、前屈を深めます。
④そのまま5回呼吸します。

立位の開脚前屈のポーズ

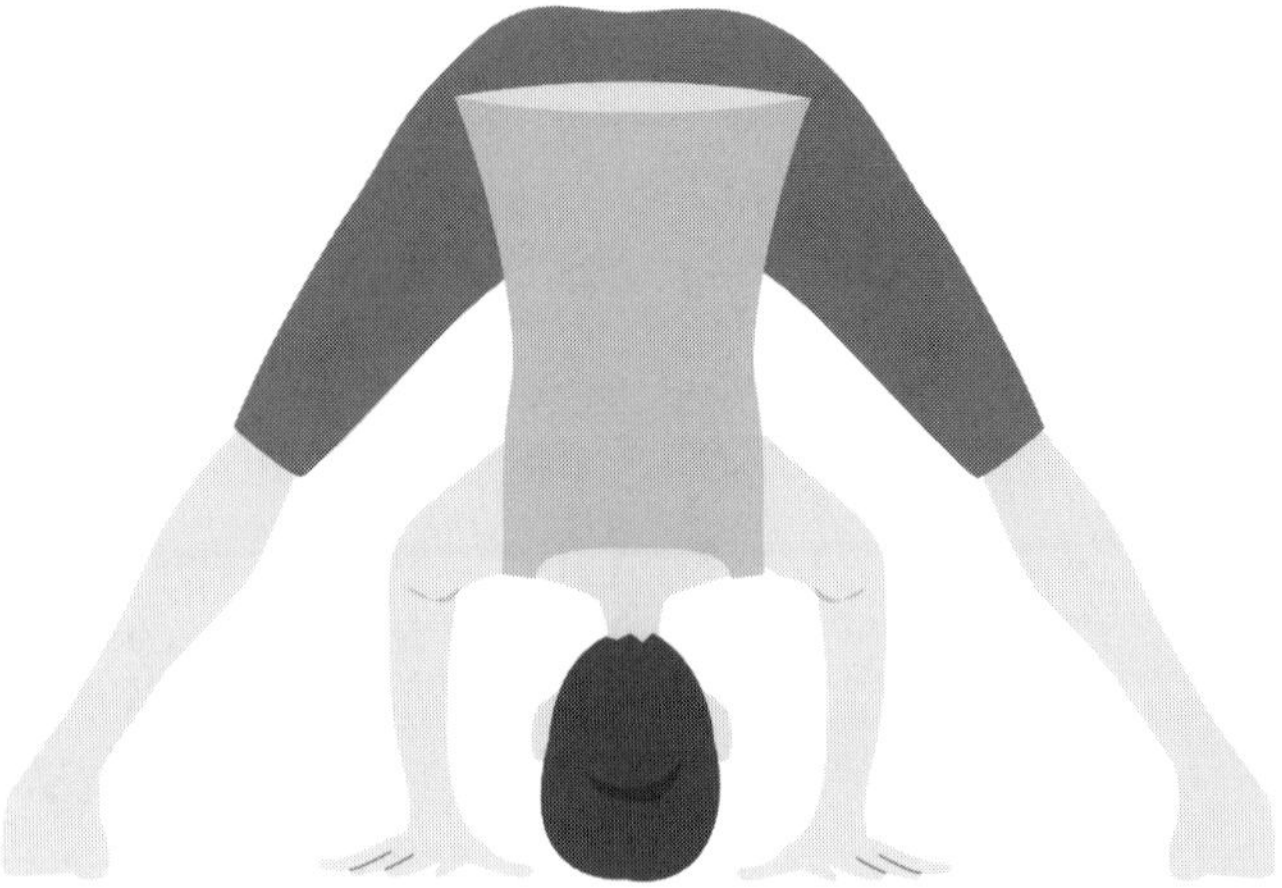

③の姿勢

5日目

■ハーブ：ヒソップ 図鑑34

特徴：呼吸器系の粘膜を強化します。また、リウマチの痛みを緩和する働きもあります。

成分：フラボノイド、タンニン

適応：風邪、気管支炎、リウマチ

■**生活習慣：好きなものを置くと安らぎが手に入る**

大人になるといつの頃からか、背筋を伸ばし、ハイヒールを履き、颯爽と風を切って歩くようになります。今いるステージよりさらに高いステージを目指すには、多少の無理をすることも必要です。外で無理をして背伸びするなら、自宅では心のバランスを保つため、心からリラックスできる好きなものを身の回りに置くようにしましょう。大人だって心の安らぎは必要です。**好きなものを目につくところに置き、いつでも手に触れられる、それだけで気持ちがホッと安らぎます。**

もしも今、好きなものがないならば、子どもの頃に持っていたものを思い出すところから始めましょう。基本、好きなものは変わりません。子どもの頃に好きだったものは、今でもあなたの緊張を解いてくれる最強アイテムとなるはずです。心からリラックスするため、ぜひ好きなものを思い浮かべるところから始めましょう。

■ヨガ：ラクダのポーズ

①床にひざ立ちし、足の甲を床につけます。
②腕を外側に回し、息を吐きながら胸を反らします。
③右手を右足のかかとに、左手は左足のかかとにそえます。
④そのまま5回呼吸します。

ラクダのポーズ

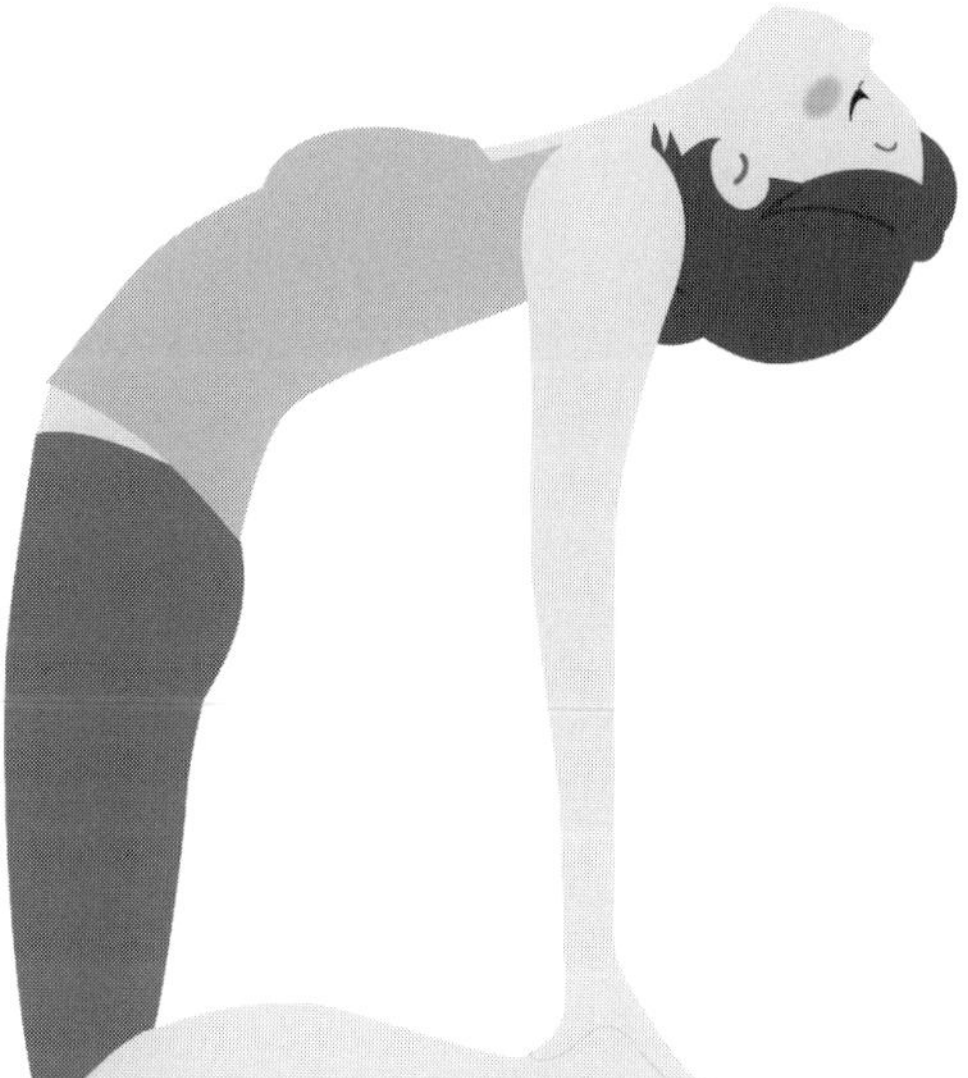

③の姿勢

6日目

■ハーブ：マジョラム 図鑑40

特徴：心身を穏やかにする働きがあります。ストレスからくる喉の詰まり、頭痛、肩こり、腰痛や便秘を緩和します。

成分：フラボノイド、タンニン

適応：咳、気管支炎、不眠

■生活習慣：リラックスの手本は？

女性は男性と違い、日々の予定に突発的な変更や追加が生じても、俊敏に予定を組み直し、臨機応変に対処できる素晴らしい脳を持っています。同じことを男性に期待しても、残念ですが男性脳には、ルール化されていないことは処理できません。そんな素晴らしい脳を持っている女性には、真面目で頑張り屋さんがとても多いのです。

しかし、頑張り過ぎると絶え間なくストレスにさらされます。その結果、ストレスに耐性のある副腎皮質ホルモンが疲弊し、次に甲状腺ホルモンが代役を務めることとなります。頻繁に代役をすると副腎皮質ホルモンだけではなく、甲状腺ホルモンも疲弊してしまいます。男性に比べ女性に甲状腺の病気が多いのは、頑張り屋さんが多いことを裏付けているのでしょう。

そんな頑張り屋さんには猫を飼うことをお勧めします。猫は気持ちいいことを追求する天才です。心安らぐ環境、行動や甘え方を本能的に知っていて、あなたにリラックスの仕方を教えてくれます。また、猫がゴロゴロと喉を鳴らす音には、人が癒しと感じる周波数を含むことも分かってきました。猫を目で見て触って、ゴロゴロと喉を鳴らす音を聞きながら癒され、リラックスしましょう。

■ヨガ：下を向いた犬のポーズ

①床に四つん這いになります。
②両ひじを床につき、つま先を立てます。
③息を吐きながら手の平で体重を支え、ひざを伸ばして腰を天井に向かって引き上げます。
④③の姿勢のままで、かかとを上げます。
⑤そのまま5回呼吸します。

下を向いた犬のポーズ

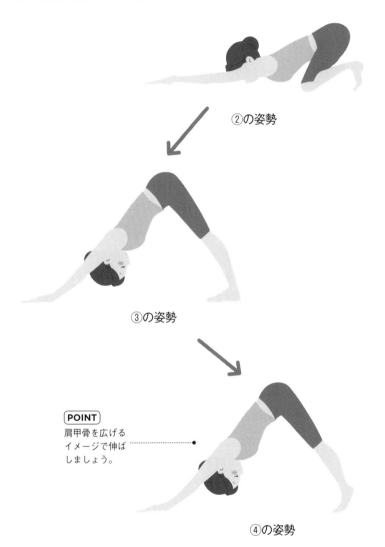

②の姿勢

③の姿勢

POINT

肩甲骨を広げる
イメージで伸ば
しましょう。

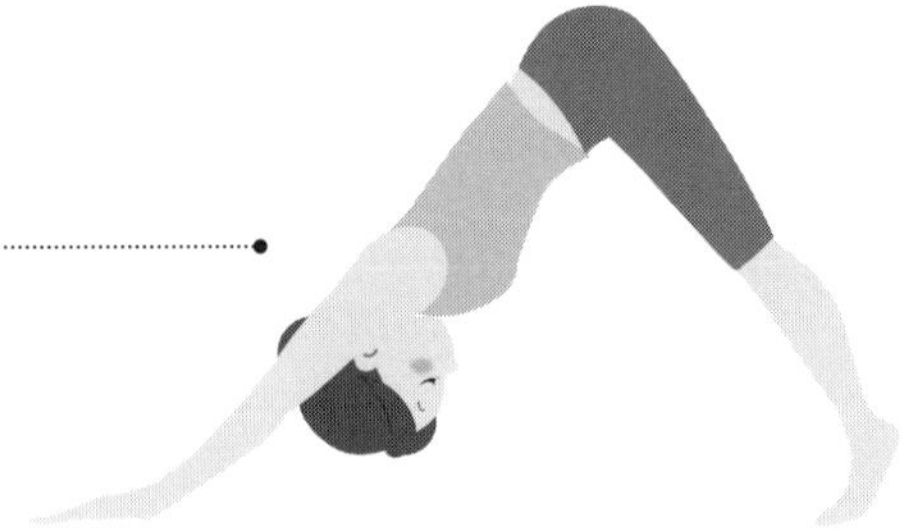

④の姿勢

7日目

■ハーブ：ペパーミント 図鑑36

特徴：眠気を吹き飛ばし、集中力を高めてくれます。消化を助け、食べ過ぎや胃もたれを緩和する天然の胃腸薬です。

成分：フラボノイド、タンニン、フェノール酸

適応：集中力欠如、腹部膨張感、消化不良

■生活習慣：スマートフォンは寝室に持ち込まない

あなたがスマートフォンを見ない場所はどこですか？　プライベート空間のお風呂やトイレの中まで持って入る人もいるほどです。もう、スマートフォンを持ち込めない場所はほとんどありません。いつでもどこでもなくてはならない存在となりました。

しかし、**ぐっすり眠りたいなら寝室にはスマートフォンを持ち込まないようにしましょう。**すぐに見られる環境にあるとピッと音がしただけで、誰かが連絡をしてきたのではないかと気になります。頭の中では連絡してきそうな人を思い浮かべ、次は思い浮かべた人で合っているのか、それとも別の人なのかが気になり、結局、画面をタッチし確認するこ

とになります。

これまでは、ブルーライトが網膜を刺激し、脳が活性化するので寝つけなくなると言われてきましたが、今ではスマートフォンの存在自体が安眠を妨げると認識が変わってきました。ぐっすり眠るには、寝室にスマートフォンを持ち込まないことを徹底しましょう。

■ヨガ：スキのポーズ

①床に仰向けになります。
②足、お尻の順に下半身を持ち上げ、ひざを額に近づけます。両手は腰にあててサポートします。
③息を吸いながら両足のひざを伸ばし、つま先を頭の先の床につけます。
④腰をサポートしていた両手を、腰の後ろで組んで後ろに伸ばします。
⑤そのまま5回呼吸します。

■スキのポーズ

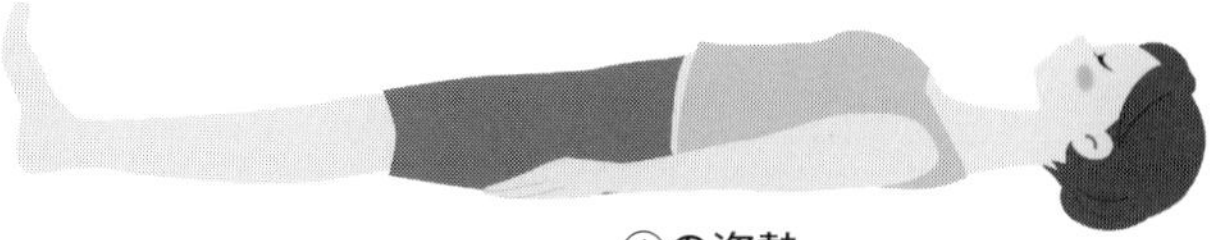

①の姿勢

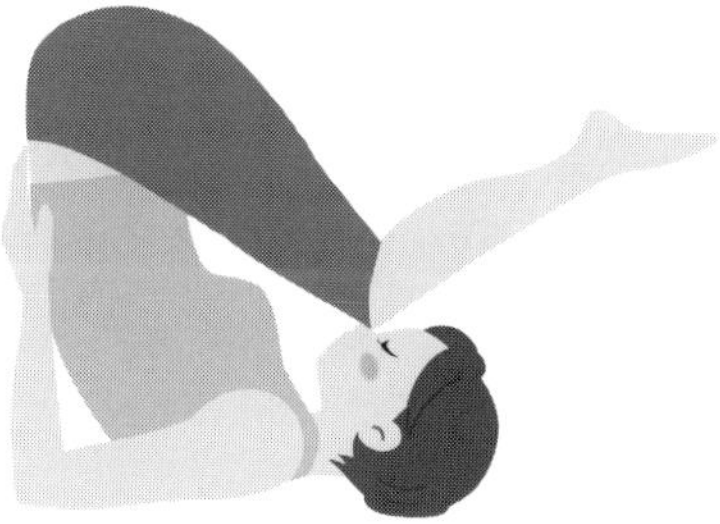

②の姿勢

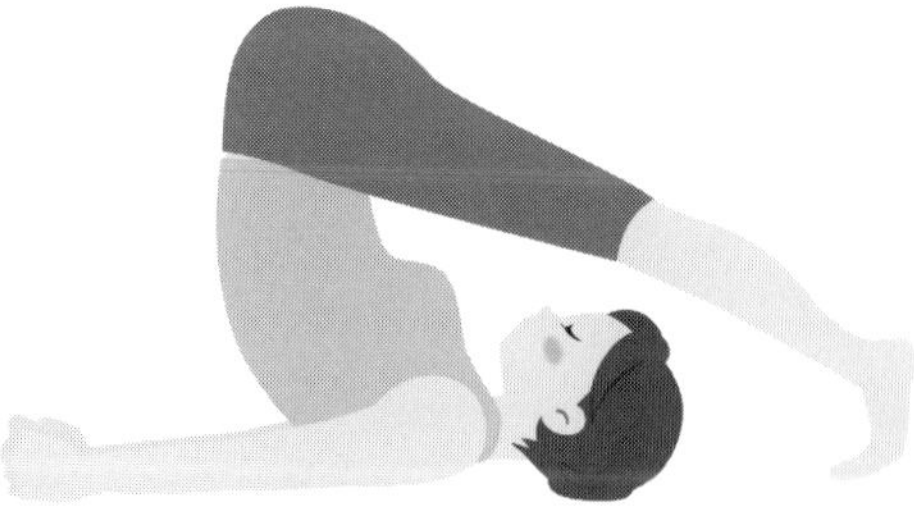

③の姿勢

3 ネコタイプ　短時間の昼寝や呼吸法などで安眠を得る

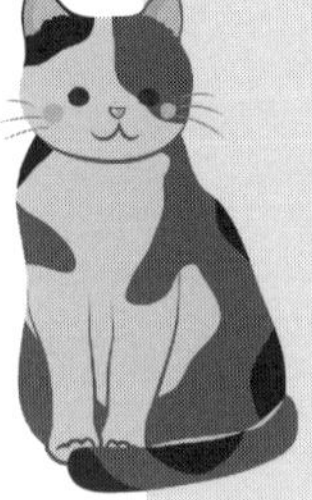

1日目

■ハーブ：オート　図鑑9

特徴：病後の気力・体力の回復や虚弱体質を改善する滋養強壮作用があります。また、血中の尿酸レベルを低下させる働きもあります。

成分：アルカロイド、クロロフィル、ミネラル

適応：神経衰弱、虚弱

■生活習慣：歯磨きで細菌を撃退

あなたは最近、風邪を引きやすくなった、咳がなかなか治らないと感じることはありませんか。そして、その原因が口腔内にあるとしたら、どうでしょう。歯磨きは歯の健康を維持するためだけと思っていませんか。もちろん虫歯予防も大切ですが、それ以上に大切なことは、口腔内の細菌を増殖させないことです。

口腔内で細菌が増殖すると、その菌は呼吸とともに気管支、肺へと広がります。健康体では、白血球の食作用などによって細菌を消化・分解させることができますが、不眠や疲労などによって免疫力が低下すると細菌の増殖を抑えることができません。すると、細菌が体内に侵食し拡散するので、風邪や咳が出やすくなります。**口は細菌が体に入る入り口です。しっかり歯を磨き、万病の予防をするようにしましょう。**

■ヨガ：呼吸法

①あぐらを組み、重心が左右均等になるように座ります。
②お腹から空気を押し出すように、7秒かけて空気を吐き出します。
③吐ききったら、一呼吸おきます。
④お腹の中を空気でふくらませるように7秒かけて空気を吸い込みます。
⑤3分間、②〜④を繰り返します。

呼吸法

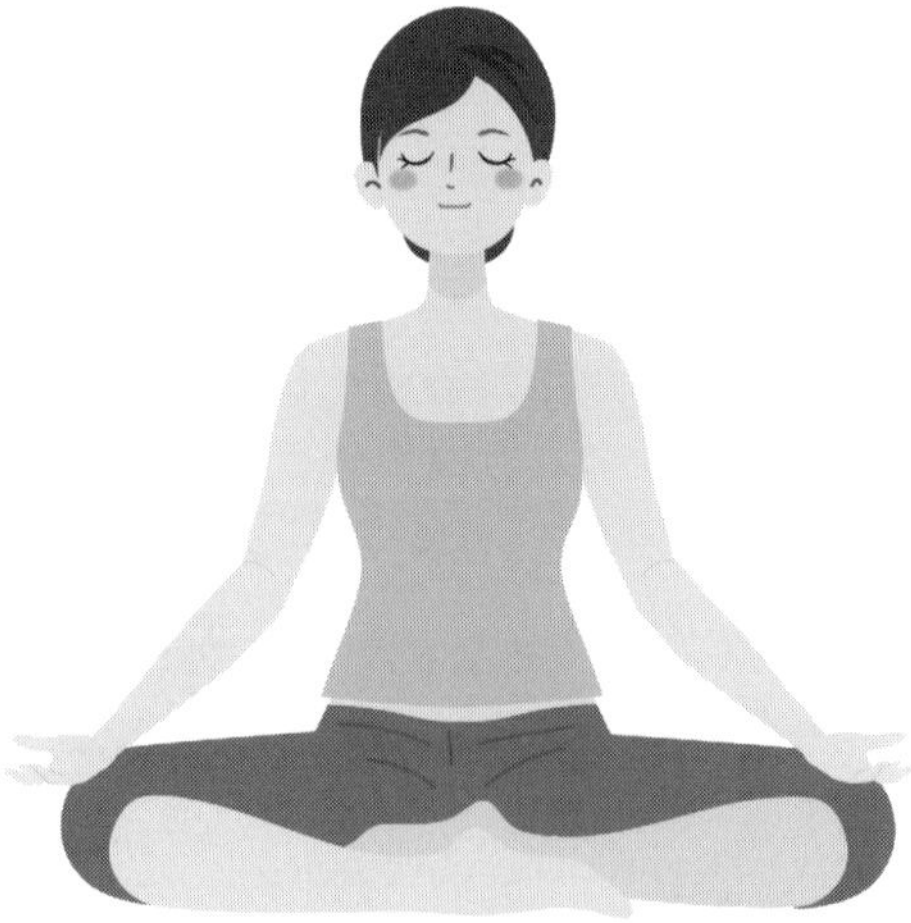

①の姿勢

2日目

■ハーブ：ネトル 図鑑28

特徴：栄養豊富なハーブです。浄血作用があり、花粉症、リウマチの改善に役立ちます。そのほか、体内の老廃物や尿酸を排出し、泌尿器感染症の予防に使われます。

成分：フラボノイド、クロロフィル、β-カロテン、ビタミンC、葉酸、ミネラル

適応：湿疹、肌荒れ、リウマチ

■**生活習慣：昼寝は椅子に座り15分だけに**

昼寝をすることはよいこととされてきましたが、不眠症の人にはお勧めできません。夜、しっかり眠れる人は昼寝をしても問題ありませんが、夜、眠れない人は睡眠を昼と夜に分散することとなるため、昼寝はやめ、夜にまとめることで夜の睡眠の質を高めましょう。

また、昼寝にもよい昼寝と悪い昼寝があります。これを間違えると夜眠れていた人でも、眠れなくなるので注意が必要です。そこで**悪い昼寝とはどのようなものかというと、体を横にして眠ることです。**

脳は、体を横にする眠りに長短があることを理解できません。そのため、昼であっても体を横にすることで夜の睡眠と勘違いをします。この勘違いによって脳は長い眠りに入る指令を出しますが、昼寝なので寝始めから20～30分後には起きることとなります。すると、脳は急には切り替われないのでスムーズに動き出すことができず、体は重だるさを感じることになります。昼寝をするなら、椅子に座ったまま15分程度寝るようにしましょう。

■ヨガ：首・足ストレッチ

①あぐらを組み、重心が左右均等になるように座ります。
②頭を左に傾け、ゆっくり呼吸をしながら30秒キープします。
③続けて、右、左前、右後ろ、右前、左後ろ、前、後ろの順に、同じように頭を傾け、呼吸と30秒キープを繰り返します。
④左手で右の足先を持ち、時計回り、反時計回りに10回ずつ、回します。
⑤左手と右足の指を組み、左手の指に力を込めて右足の指を3秒圧迫し、解放します。これを3回繰り返します。
⑥左右を入れ替え、④、⑤を繰り返します。

首・足ストレッチ

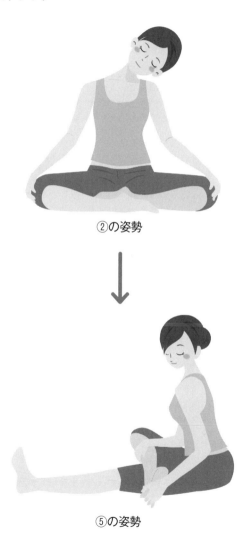

②の姿勢

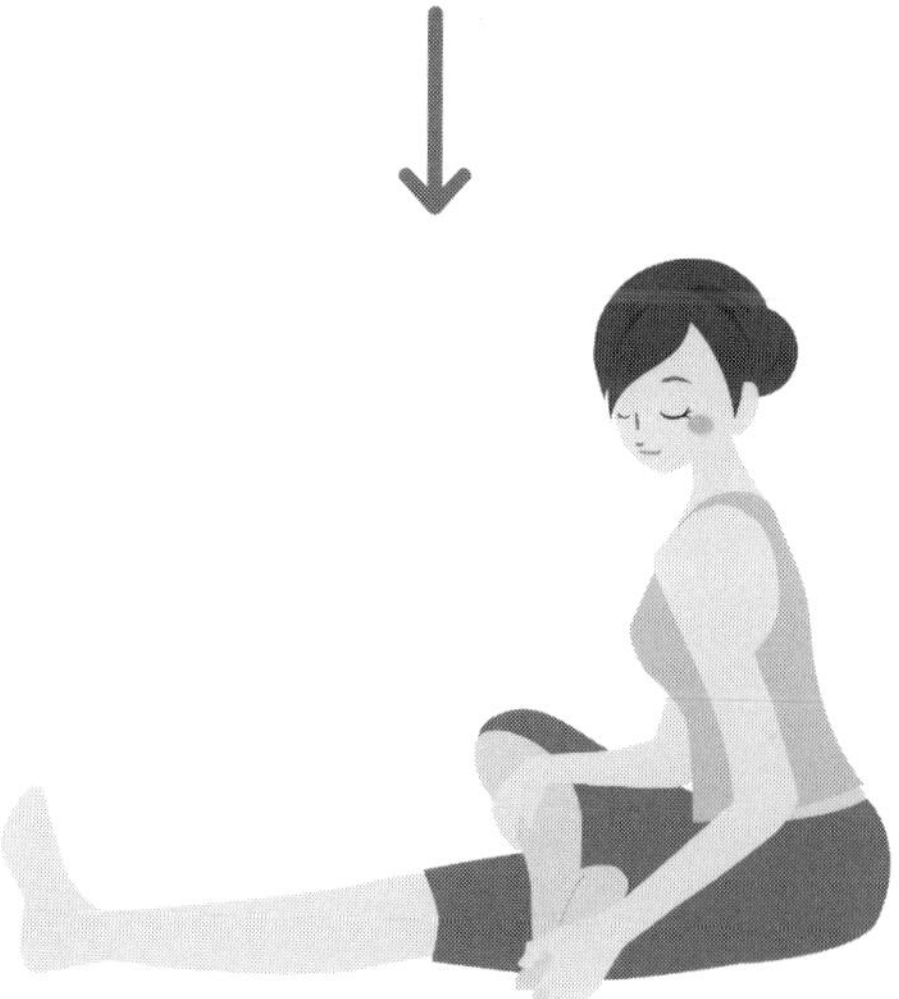

⑤の姿勢

3日目

■ハーブ：マテ 図鑑41

特徴：ビタミンやミネラルが豊富なハーブです。疲労回復、便秘の改善や新陳代謝を促進する働きがあります。

成分：アルカロイド、フラボノイド、ビタミン（B2、B6、C）、ミネラル

適応：ビタミン不足、便秘、疲労、肥満

■生活習慣：女性ホルモンの敵！ タバコを避ける

最近のタバコは香りを楽しむタイプや、電子タバコ、ニコチンの含有量を抑えたものなど多種多様です。それでもまだ、タバコとニコチンは切っても切り離せない関係にあります。このニコチンが原因で女性の体が男性化する、と知ったらどうでしょう。あなたはそれでもタバコを吸い続けますか？

性ホルモンは男性ならば男性ホルモン、女性ならば女性ホルモン。それぞれ一方しか作り出せないと思われがちですが、実は男女とも、どちらのホルモンも作れます。例えば、女性ホルモンであるエストロゲンは、男性ホルモンのテストステロンにアロマターゼという酵素が働いてエストロゲンへ変換されます。

タバコに含まれるニコチンは、この男性ホルモンから女性ホルモンに変換する酵素であるアロマターゼの働きを抑制する作用があるため、**女性はタバコを吸う、吸わないの意思とは関係なくニコチンを吸い込むことで、女性ホルモンを作り出す量が少なくなってしまいます。**女性らしい体を手に入れたい、維持したいと願うならタバコの煙を遠ざけましょう。

■ヨガ：頭をひざにつけるポーズ

①手を腰の横に置き、揃えた両足を前に伸ばして座ります。

②左ひざを曲げ、足の裏を右太ももにつけ、重心は左右均等になるように座ります。

③息を吸いながら、両手を天井へ上げ、背筋を伸ばします。

④息を吐きながら体を前に倒します。

⑤両手で伸ばした足先をつかみ、ゆっくりと上半身を前に倒します。

⑥そのまま5回呼吸します。

⑦左右を入れ替え、②～⑥を繰り返します。

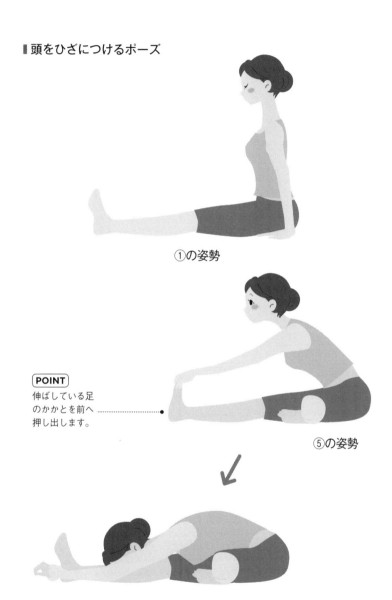

頭をひざにつけるポーズ

①の姿勢

POINT
伸ばしている足
のかかとを前へ
押し出します。

⑤の姿勢

4日目

■ハーブ：レモンバーム 図鑑48

特徴：気持ちを穏やかにしてくれるハーブで、緊張による不眠や不安を和らげます。また、高い抗菌力がありヘルペスの抑止に役立ちます。

成分：フェノール酸、タンニン

適応：不安、不眠、神経痛、ヘルペス

■生活習慣：運動する時間にも気をつける

健康に対する意識の高い人の中には、会社帰りやお子さんが学校、学習塾に通っている合間にスポーツジムへ通っている人も多いのではないでしょうか。30代以降、筋力量の低下がはじまるので運動することはとてもよいことです。ただ、眠れない人は運動する時間帯に注意が必要です。

冷蔵庫をイメージしてください。庫内の温度が急上昇すると設定温度を保つためにファンの稼働量が一時的に上昇し、庫内の温度を下げようとします。実はこれが、運動直後の体の中でも起きています。

運動をした後は、脳は体温や心拍数を下げるために自律神経をフル稼働させます。これは、1日働き、疲れ切っている自律神経に、もう一度鞭打つ行為です。眠るためには適度な疲労は大切ですが、過剰な疲れはマイナスとなります。**よりよいプラスの眠りを得るには夕方5時以降の運動は控えて、**副交感神経を優位にする体を労る時間を長く確保するようにしましょう。

■ヨガ：猫のポーズ

①腕は肩幅に、足は腰幅に開いて四つん這いになります。
②手の平は肩の真下に、ひざは股関節の真下に位置するようにします。
③息を吸いながら頭を上げて胸を開き背中を反らせます。
④ゆっくりと息を吐きながらおへそを覗き込むようにして、背中を丸めます。
⑤ゆっくりした呼吸をしながら③と④の動きを10回繰り返します。

■猫のポーズ

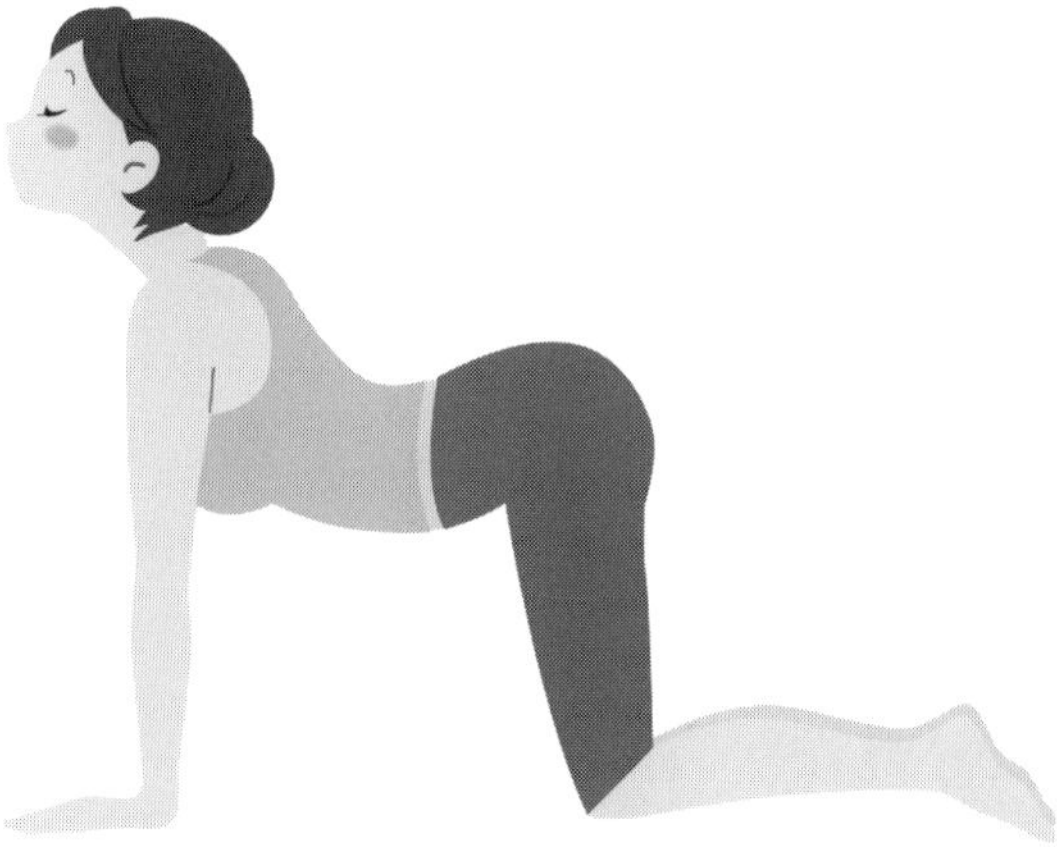

③の姿勢

↓

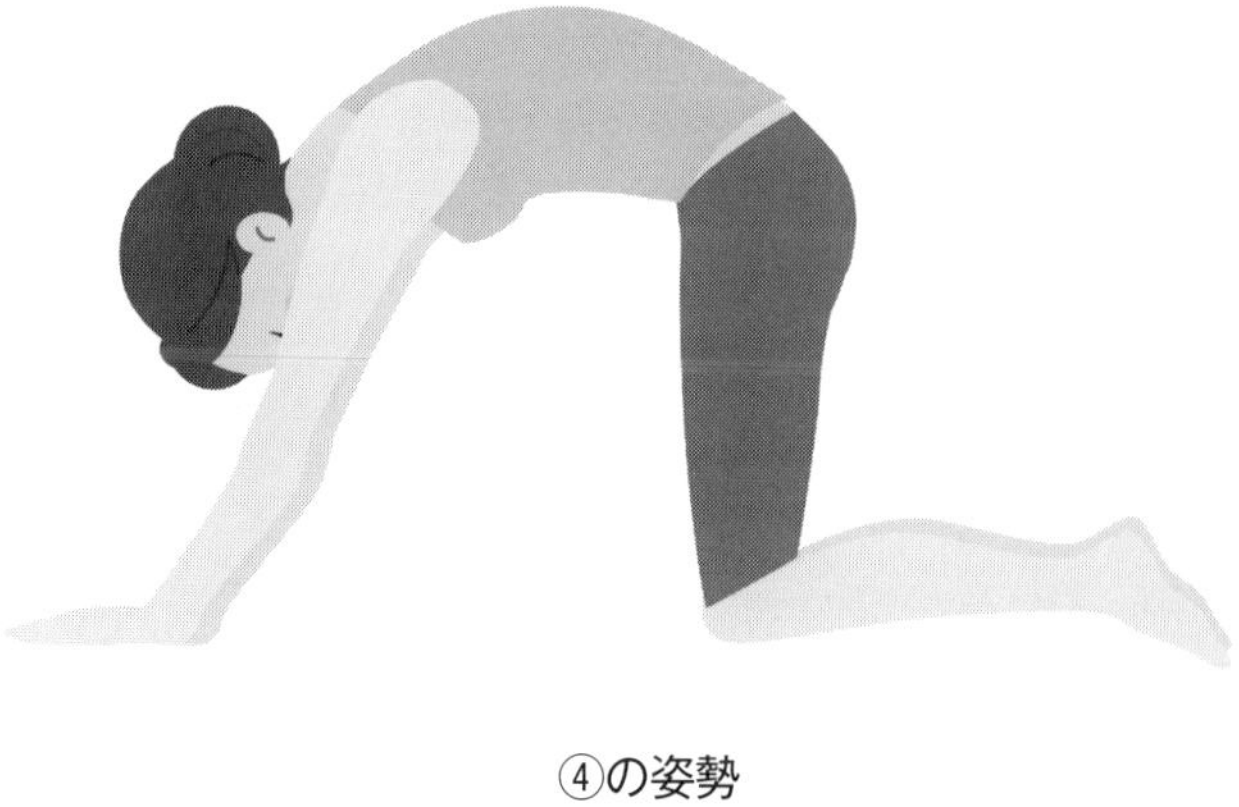

④の姿勢

5日目

■ハーブ：エキナセア **図鑑7**

特徴：免疫力を高める働きに優れ、感染症予防に効果的です。治りにくい傷には外用としても使えます。

成分：エキナコシド、アルキルアミド

適応：ニキビ、湿疹、ヘルペス、膀胱炎、傷

■**生活習慣：入浴はサッとすませて**

疲れたときには好きな香りの入浴剤を入れ、ゆっくり浸かると体の緊張がほぐれ、リラックスすることができます。ただ、誰にとっても湯船にゆっくり浸かることがリラックスする方法かというと、それは違います。ネコタイプの人に長湯は禁物です。

もともと血液にパワーがなく、疲れやすいタイプです。養生が必要な状態であるにもかかわらず、長湯をして体温を上げ、血管内を血液が勢いよく流れる様子は、10キロのランニングをしてきた人にさらに10キロ追加して走ることを強いるのと同じです。血液のオーバーワークによってフラフラになります。**ネコタイプの人は、お風呂に入るなら長湯はや**

め、汗を流すだけの烏の行水くらいの短さが合っています。

■ヨガ：コブラのポーズ

①床にうつぶせになります。
②足は腰幅に開いて、つま先までまっすぐ伸ばします。
③両手の平を胸の横辺りの床につき、ひじを曲げます。
④息を吸いながら、両手で床を押し胴体の上部を起こします。
⑤そのまま5回呼吸します。

▌コブラのポーズ

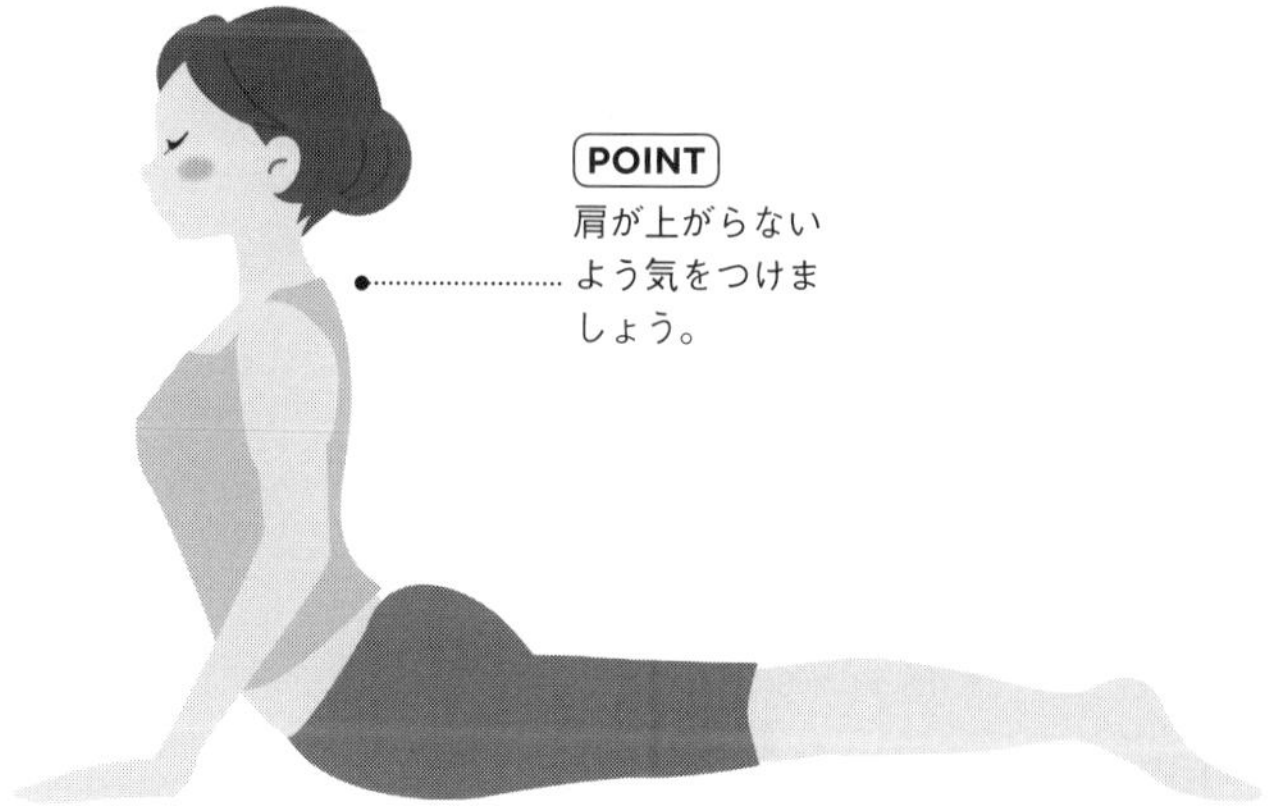
POINT
肩が上がらないよう気をつけましょう。

④の姿勢

6日目

■ハーブ：アンジェリカ 図鑑5

特徴：胃液や胆汁の分泌を促し、胃腸の調子を整えます。更年期の気力や体力の低下を抑える働きがあります。

成分：フィトステロール

適応：消化不振、冷え性、更年期

■生活習慣：食事は食材と調理法にこだわる

あなたは疲れたときに栄養をつけるために何をしますか？ と質問をすると、「栄養のある肉や魚などを食べます」と答える人が多いのではないでしょうか。確かに栄養のある食べ物を食べることも大切ですが、調理の方法によっては体力の消耗が起こることを知りましょう。

例えば、どのような方法かというと、冷たい料理は体を冷やし熱エネルギーを奪うのでNGといった具合です。さらに、鍋料理や鉄板料理などの熱過ぎる調理法も食べることで血液の循環がよくなり、血液のエネルギーを消耗します。栄養をつけようとするならば食材と同じくらい、調理法にもこだわることをお勧めします。**基本は、常温または、少し熱を加えた程度のものを食べるようにしましょう。**

■ヨガ：ハッピーベイビーのポーズ

①床に仰向けに寝そべります。
②両足を曲げ、両腕でひざを抱えて胸に近づけます。
③右足のかかとを右手、左足のかかとを左手で持ちます。
④かかとを天井の方向へ持ち上げ足を左右に開きます。
⑤ひざを脇腹に引き寄せるように足を押し下げます。
⑥そのまま5回呼吸します。

ハッピーベイビーのポーズ

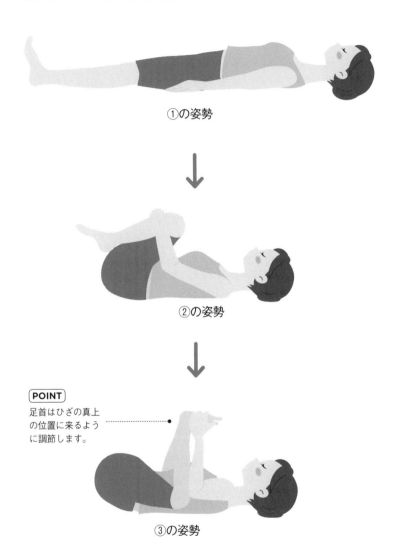

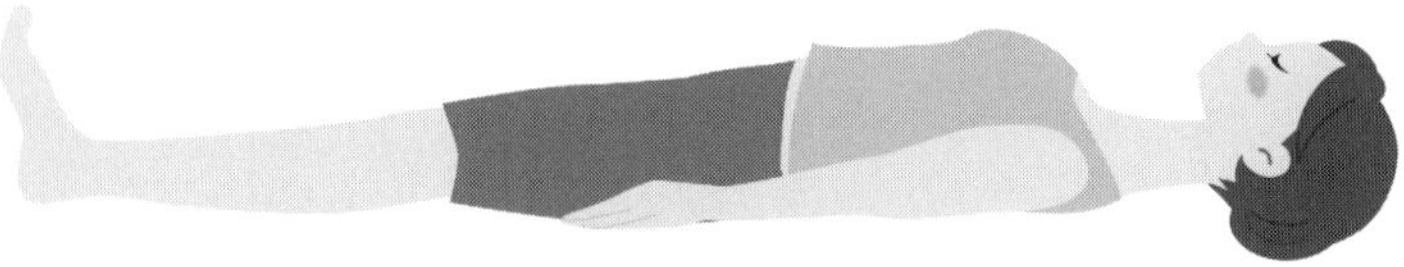

①の姿勢

②の姿勢

POINT

足首はひざの真上の位置に来るように調節します。

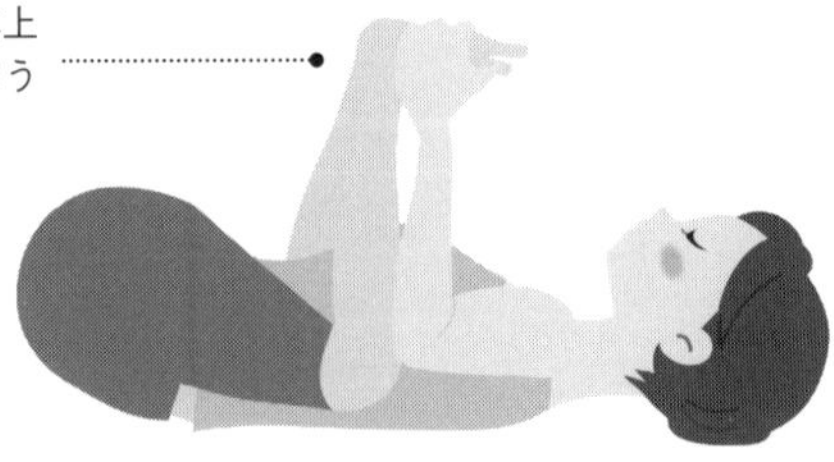

③の姿勢

7日目

■ハーブ：ジンジャー 図鑑21

特徴：体を温め、代謝を高め、血行促進の作用に優れています。さらに、乾燥させたものは関節炎などの炎症性疾患の緩和にお勧めです。

成分：ジンジャロール、ショウガオール、ビタミン、ミネラル

適応：消化不良、関節炎、冷え性

■生活習慣：寝る前のパソコン・読書はNG

血液は、夜寝ている間に作られると言います。夜更かしをするとそれだけ血液を作る時間が短くなるので、血液に関わる症状は改善しません。頭を使うパソコンや読書などは不眠に繋がる可能性があります。血液に関する症状を軽減したいなら、まとまった睡眠時間を確保するようにしましょう。

そのために、眠る時間を例えば24時と決めたら、その眠る時間の1～2時間前の22時頃からリラックスして過ごせるように生活のタイムスケジュールを見直しましょう。

■ヨガ：マリーチのポーズ

①手を腰の横に置き、揃えた両足を前に伸ばして座ります。

②右ひざを立てて胸のほうへ引き寄せ、左手は左ひざの前に伸ばします。

③右手を上げます。

④息を吐きながら右ひざの内側に上半身を前に倒し、右ひざの外側から右手を背中に回し、反対側から大きく円を描くように回した左手をつかみます。

⑤そのまま5回呼吸します。

⑥左右を入れ替え、②～⑤を繰り返します。

マリーチのポーズ

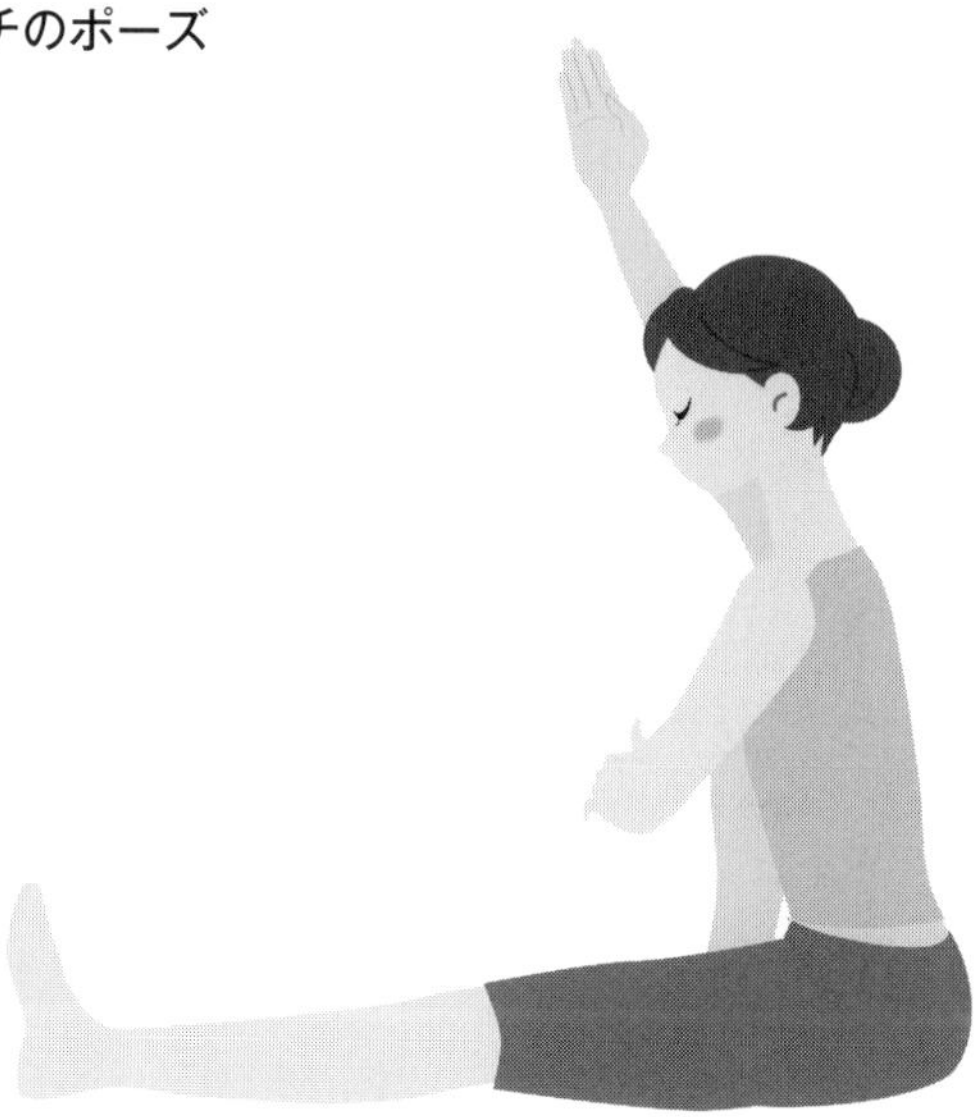

③の姿勢

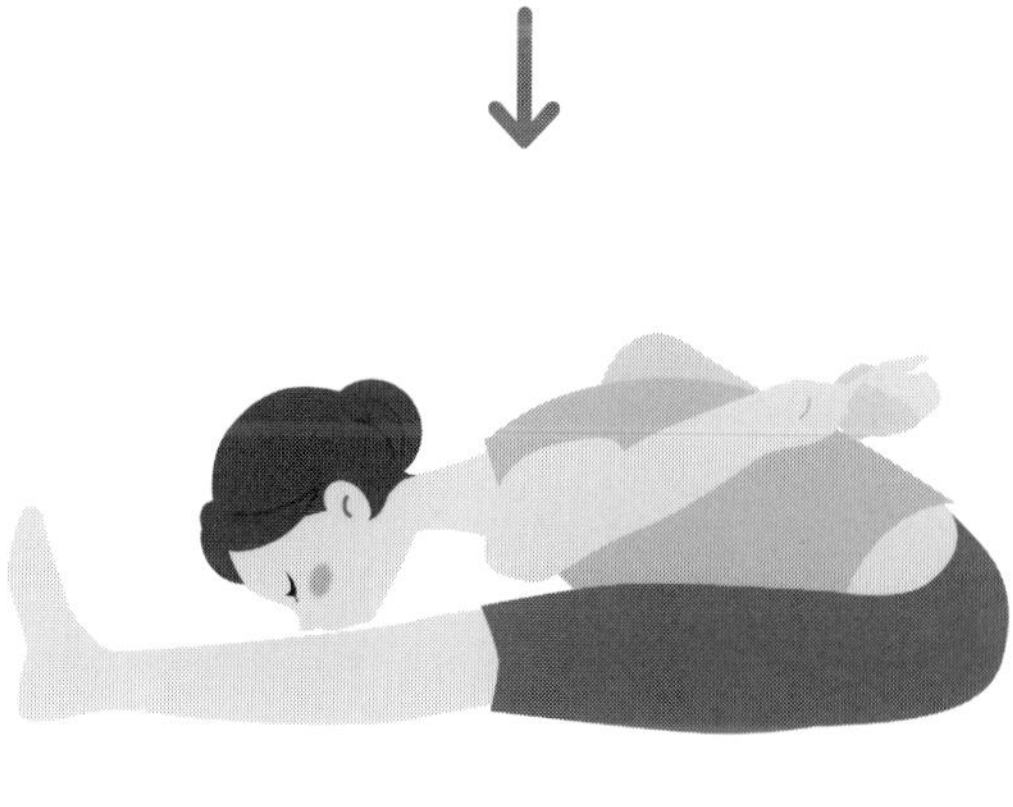

④の姿勢

④ フラミンゴタイプ　体を冷やさない生活を

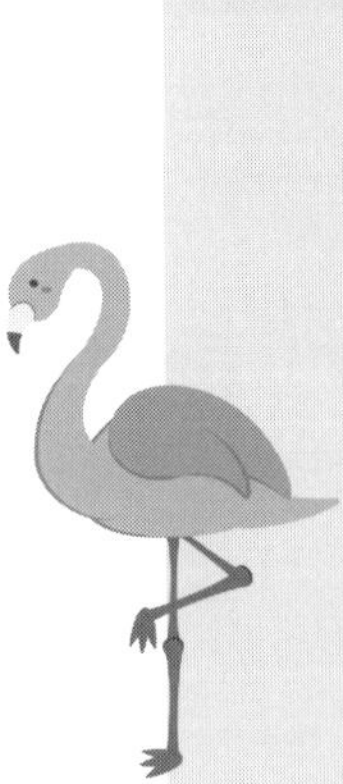

1日目

■ハーブ：ミルクシスル　図鑑43

特徴：肝細胞の細胞膜を保護し、毒素の吸収を防ぐハーブです。また、肝機能の低下に伴う疲労、消化不良、肌の不調、うつなどにも役立ちます。

成分：シリマリン、フラボノイド、ビタミンE

適応：肝硬変、脂肪肝

■生活習慣：簡単スクワットならOK

眠るためには、体を疲れさせることが重要です。体が疲れないと熟睡はできません。疲労することで、引き込まれるような寝つきになります。しかし、夕方以降の筋トレは、交感神経を優位にしてしまうため、寝つきが悪くなる可能性が高まります。眠りを深めたいなら激しい運動はNGです。

そこで、下半身を鍛えることをお勧めします。理由は、細かい筋肉をたくさん鍛えるより大きな筋肉を1つ狙って鍛えるほうが効率よく疲労物質の乳酸を作り出せるからです。**入浴の前に10回程度の軽めのスクワットをすることで交換神経を刺激することなく、程よい疲労を得ることが可能となります。**

■ヨガ：呼吸法

①あぐらを組み、重心が左右均等になるように座ります。
②お腹から空気を押し出すように、7秒かけて空気を吐き出します。
③吐ききったら、一呼吸おきます。
④お腹の中を空気でふくらませるように7秒かけて空気を吸い込みます。
⑤3分間、②~④を繰り返します。

▮呼吸法

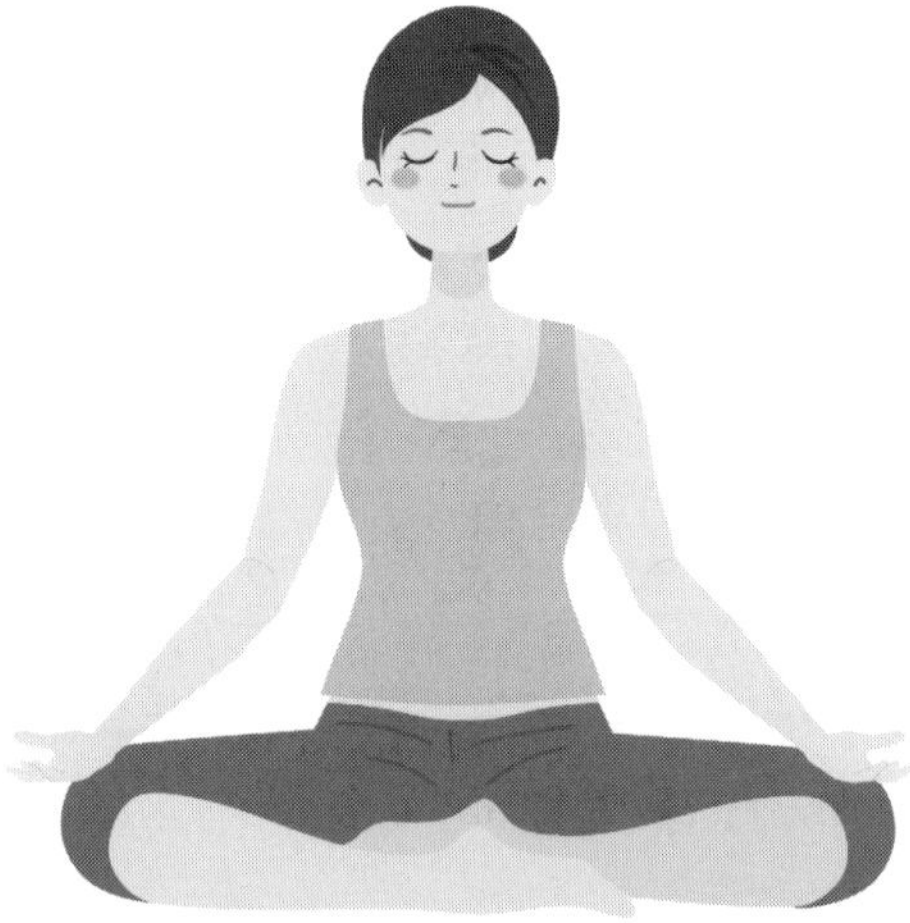

①の姿勢

2日目

■ハーブ：ターメリック 図鑑25

特徴：肝臓の働きを強化します。血中コレステロール値の低下、アルコール肝炎の予防に有効です。

成分：クルクミン、ビタミン類

適応：脂質低下作用、強肝作用、消炎作用

■生活習慣：下着は緩いものをチョイス

30代後半に近づくと体形の緩みが気になり、補正下着を着けたまま寝る人もいると聞きますが、これでは体は休まりません。

睡眠中はふくらはぎのポンプ機能が働かないので、ひざ下に溜まった血液やリンパ液などの体液を心臓に戻す血流の勢いが弱まります。このとき、足の付け根を締めつけるガードルを着けたまま眠ることは、血管を上から押さえつけるのと同じ状況となるので、足のむくみは取れません。

締めつけのきつい下着は血行不良、むくみの要因となりますので、ゆるふわっとしたものに替えましょう。

■ヨガ：首・足ストレッチ

①あぐらを組み、重心が左右均等になるように座ります。
②頭を左に傾け、ゆっくり呼吸をしながら30秒キープします。
③続けて、右、左前、右後ろ、右前、左後ろ、前、後ろの順に、同じように頭を傾け、呼吸と30秒キープを繰り返します。
④左手で右の足先を持ち、時計回り、反時計回りに10回ずつ、回します。
⑤左手と右足の指を組み、左手の指に力を込めて右足の指を3秒圧迫し、解放します。これを3回繰り返します。
⑥左右を入れ替え、④、⑤を繰り返します。

首・足ストレッチ

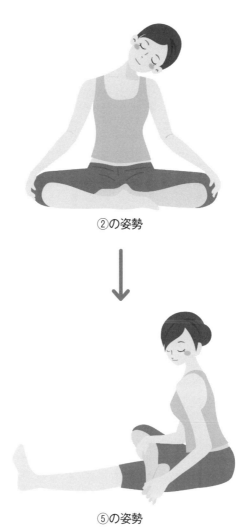

②の姿勢

⑤の姿勢

3日目

■ハーブ：ハイビスカス 図鑑30

特徴：ビタミンが豊富で美容と疲労回復にお勧めのハーブです。むくみや便秘を解消に役立ちます。

成分：ハイビスカス酸、ペクチン、ミネラル

適応：疲労、食欲不振、便秘、風邪

■生活習慣：アルコールは控える

脳内の神経細胞と神経伝達物質GABAが結合することで覚醒作用を持つ神経細胞の活動が抑えられ、眠気を感じるようになります。アルコールはこの神経伝達物質GABAと結合し睡眠を促します。しかし、夜中にアルコールの分解が進み血中濃度が下がると、入眠当初の深い睡眠は急速に浅くなり、睡眠導入効果が消失するだけでなく、中途覚醒や早朝覚醒にも繋がります。

また、年々、膀胱の伸縮力や骨盤底筋の筋力も低下するため、汗となって蒸発する以上の水分を摂取すると、夜中に何度もトイレに行きたくなり、目を覚ましてしまうケースも

あります。お酒を飲まないと眠れない人は、年齢が増すごとにますます眠れなくなるので、**お酒の力を借りなくても眠れるように軽いストレッチをするなど、睡眠前の過ごし方を見直すようにしましょう。**

■ヨガ：三日月のポーズ

①床にひざ立ちし、足の甲を床につけます。
②左足を前に踏み出し、手は左足に置きます。
③胸を開きながら、両手を上げて伸ばします。
④そのまま5回呼吸します。
⑤左右を入れ替え、②〜④を繰り返します。

三日月のポーズ

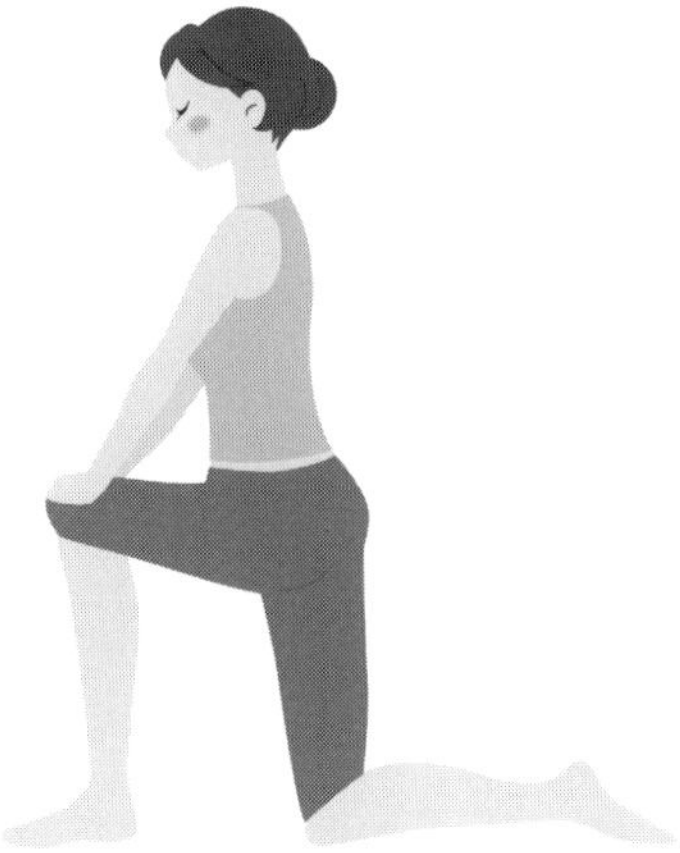

②の姿勢

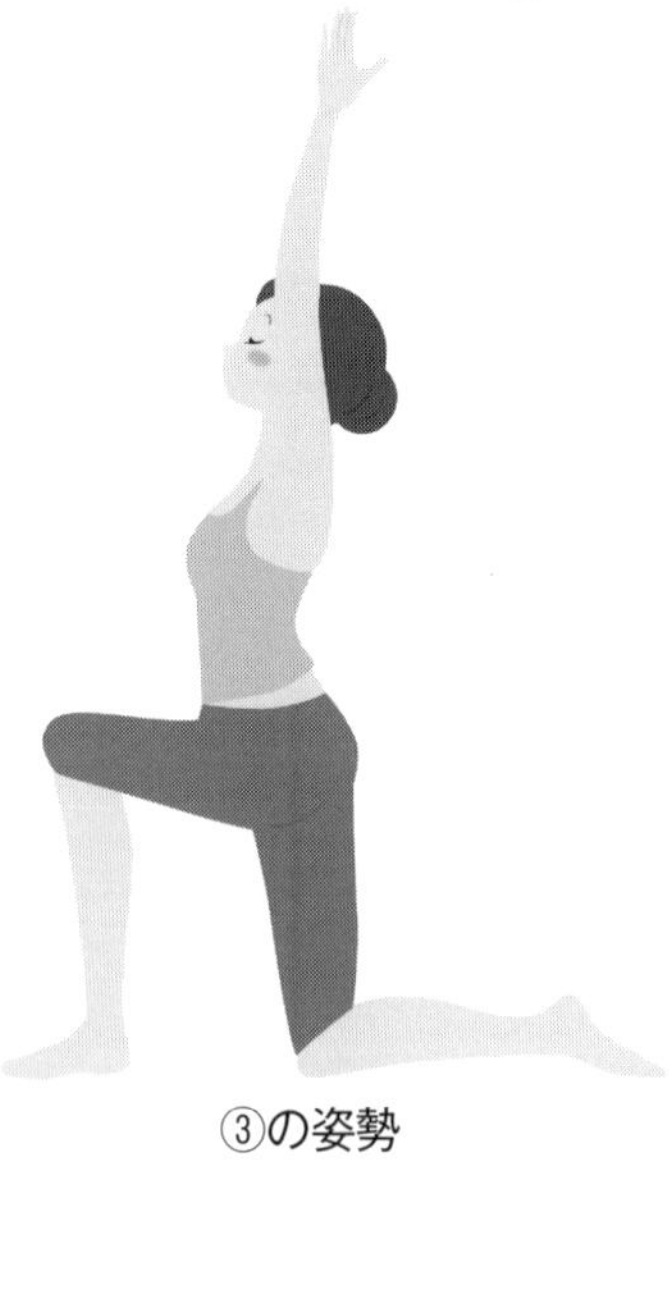

③の姿勢

4日目

■ハーブ：セロリシード 図鑑23

特徴：優れた利尿作用によって、過剰な水分による手足のむくみを改善します。そのほか、毒素を排出する作用もあります。

成分：アピゲニン、ルテオリン、セリネン

適応：消化促進作用、解毒作用、駆風作用

■生活習慣：電車内で座り続けない

電車に乗ると空いている席を求めて猛ダッシュする人を見かけますが、座る姿勢は足の付け根を圧迫し、足先の血の巡りを悪くする行為となるので立つようにしましょう。血流が悪くなると、温かい血液を足先まで循環させることができません。足は冷え、血管に沿って流れるリンパ液も滞るため足がむくみます。さらに、老廃物がセルライト（皮下脂肪に老廃物が付着して肥大化したもの）となり、皮下に積み重なり始めます。

そうなる前に手を打つことが重要となります。その1つの方法として、電車に乗ったらつり革につかまって立つことを習慣にしましょう。**立つことで電車の揺れに耐えるたび、両足に力を入れたり緩めたりを繰り返すので、適度な頻度で筋肉運動を繰り返すことができます。**この筋肉の緊張と弛緩により血流はアップし、足のむくみを防げるようになります。

■ヨガ：かんぬきのポーズ

①床に両ひざをついて立ちます。
②左手を上げ、右足を真横に伸ばし、右手を伸ばした太ももの上に乗せます。
③息を吐きながら、ゆっくりと上半身を伸ばした右足側に倒します。
④そのまま5回呼吸します。
⑤左右を入れ替え、②~④を繰り返します。

■かんぬきのポーズ

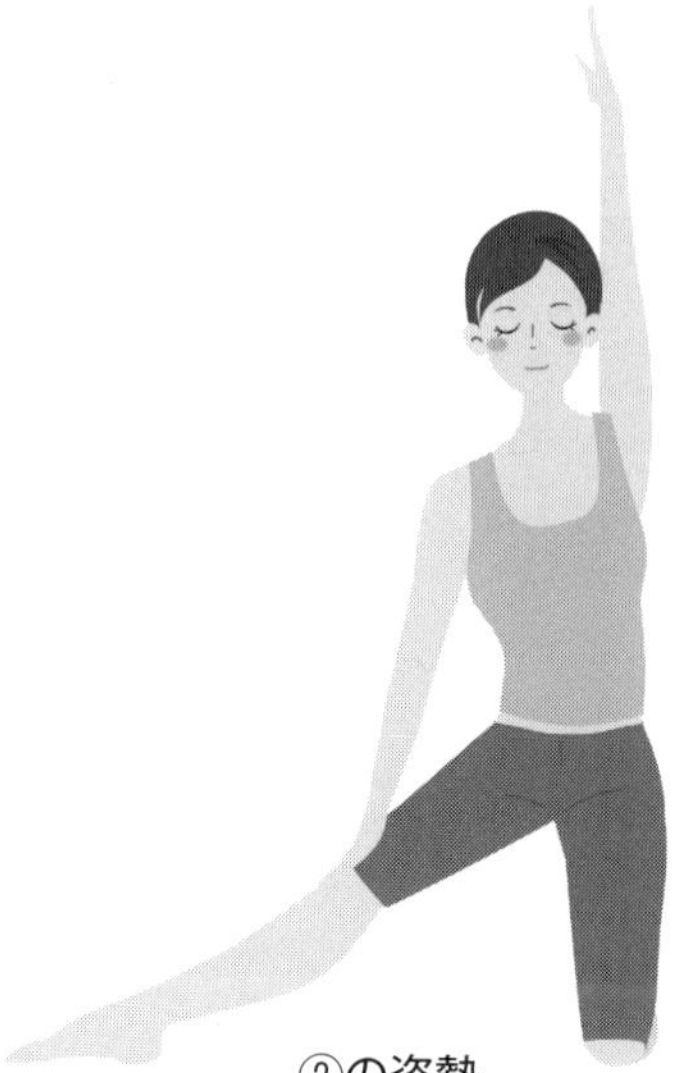

②の姿勢

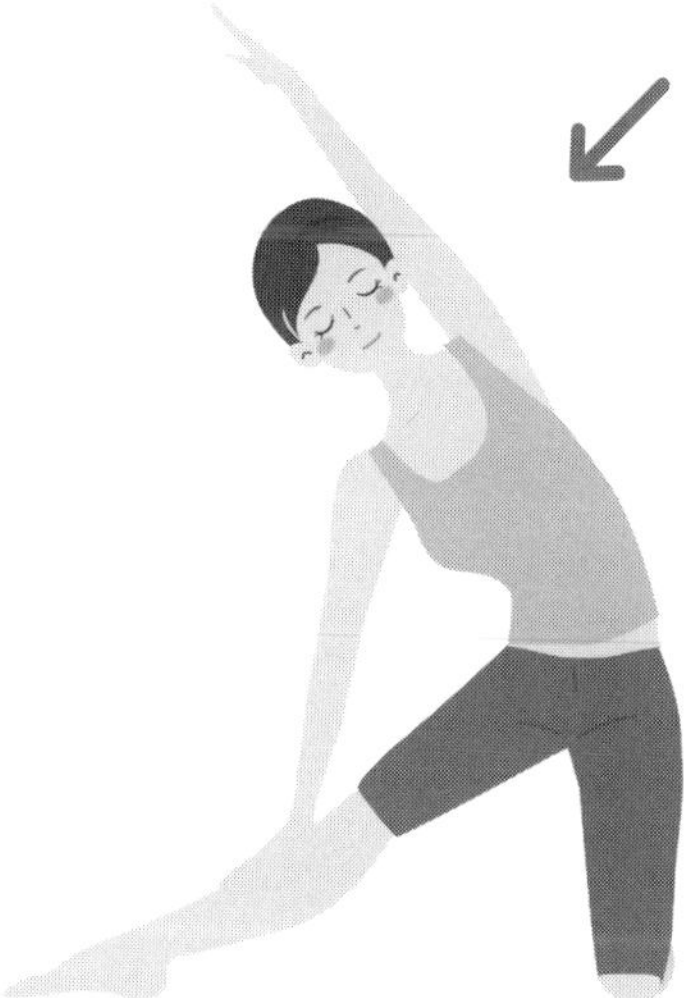

③の姿勢

5日目

■ハーブ：ローズヒップ 図鑑49

特徴：レモンの20～40倍のビタミンCを含むのが特徴です。

成分：ビタミンC、E、ペクチン、カロチノイド、フラボノイド

適応：感染症予防、便秘、肌荒れ、シミ・しわ

■生活習慣：体を冷やさない

フラミンゴタイプの人は、血の巡りが悪いという特徴があります。血は水より比重が重いため、なかなか温まりません。お風呂に入って体温を上げれば血の巡りはよくなりますが、それは一瞬のこと。継続して血の巡りをよくするには筋肉を動かし、血流をアップさせるほかありません。しかし、このタイプの人の特徴として、運動量が少ないという特徴もあります。

血の巡りをよくするため、最初にすることは体を冷やさないことです。筋肉の少ない体で筋肉を動かして熱量を上げるのは至難の技です。細い筋肉を太くするには時間もかかります。そこで、闇雲に体を温めるのではなく、**体の中の大きな筋肉、腹筋、背筋、大腿筋**

を温めることで、通過する血液を温めます。これによって、体の冷えを最小限に抑えることが可能となります。

■ヨガ：仰向けの魚の王のポーズ

①床に仰向けに寝そべります。
②右ひざを曲げて両手で抱え、胸に引き寄せます。
③右手は真横に伸ばし、左手で右ひざを左側へ倒します。顔は右のほうを向きます。
④そのまま5回呼吸します。
⑤左右を入れ替え、②〜④を繰り返します。

仰向けの魚の王のポーズ

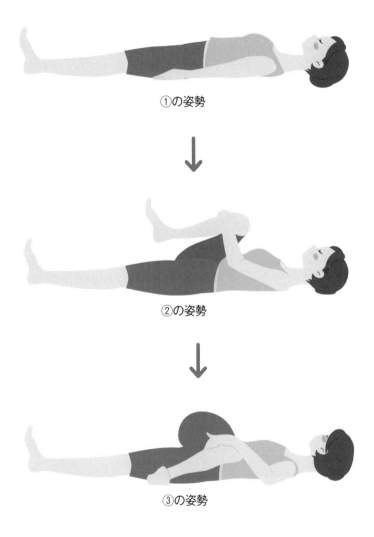

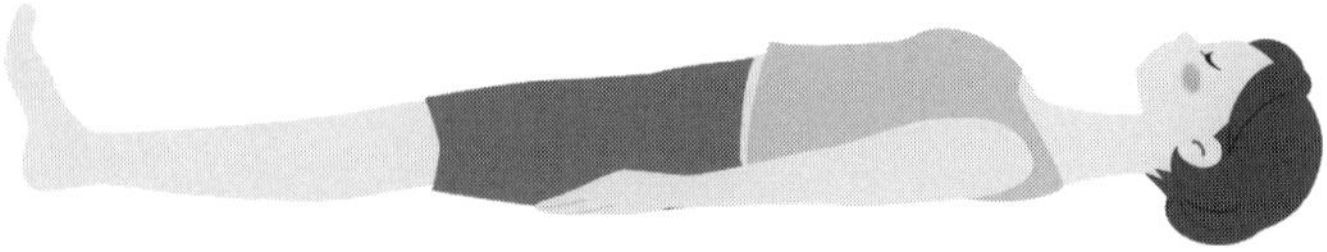

①の姿勢

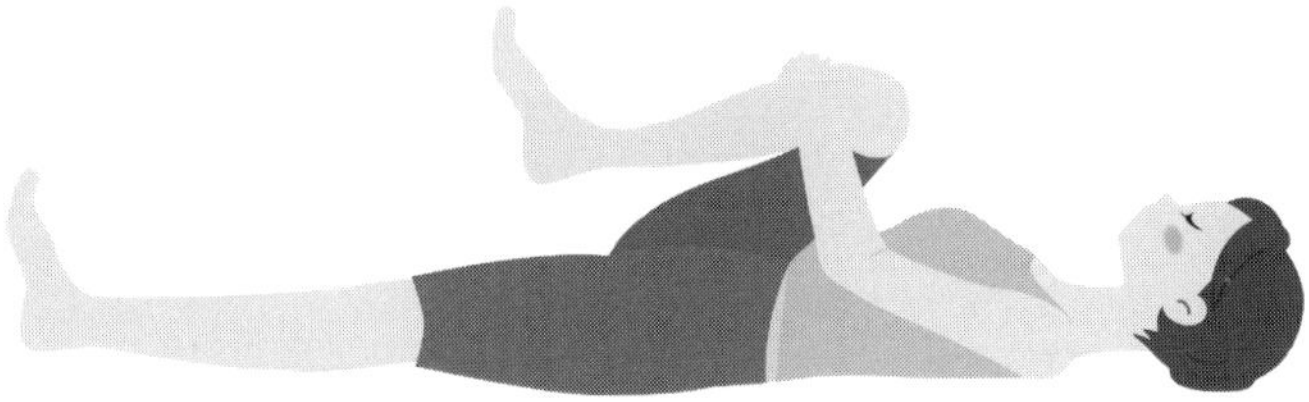

②の姿勢

③の姿勢

6日目

■ハーブ：バードック　図鑑29

特徴：デトックス効果が抜群のハーブです。また、浄血作用に優れており、皮膚疾患を緩和します。

成分：イヌリン、フィトステロール

適応：ニキビ、皮膚炎、リウマチ、便秘

■生活習慣：スクワットで血液循環を助ける

筋肉量が少ないと、血液が全身を巡る起点は心臓のポンプだけとなります。ドロドロの重い血液を押し動かすのはとても大変です。この状態は心臓の負担となり、循環器系のトラブルに繋がる危険性もあります。

第2の心臓と言われるふくらはぎの筋肉に圧力をかけ、足に溜まった血液とリンパ液を同時に胴体まで押し上げて循環させるようにしましょう。

このとき、お勧めするのがスクワット。腰を深く落とせば、大腿筋とお尻を刺激するこ

とができるので、スタイルアップも同時に叶えられる一石二鳥の運動です。少し心拍数が上がる程度に行なうといいでしょう。

■ヨガ：うさぎのポーズ

①正座をして床に頭をつけ、背中の後ろで手を組みます。
②息を吐きながら、お尻を持ち上げ、手を天井の方向へ引き上げます。
③そのまま5回呼吸します。

うさぎのポーズ

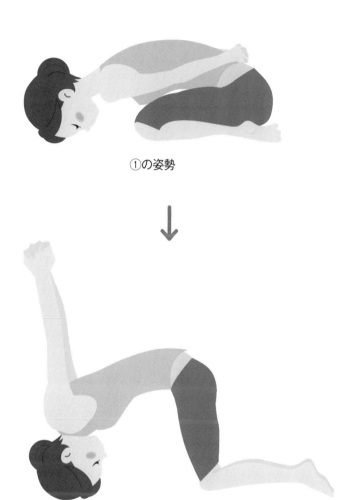

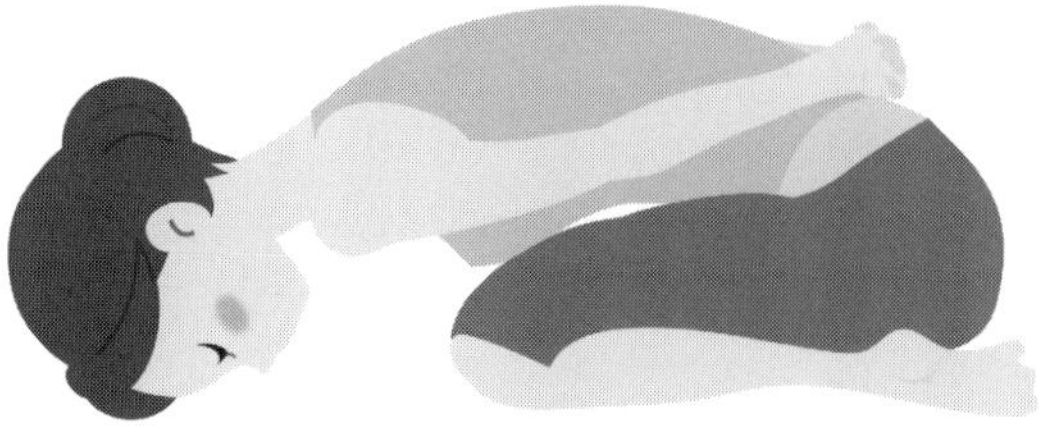

①の姿勢

②の姿勢

7日目

■**ハーブ：ローズマリー** 図鑑50

特徴：優れた抗酸化作用があり、血液循環の促進に優れています。そのほか、食欲不振、肝機能の低下、便秘などの消化機能が低下したときにお勧めです。

成分：フェノール酸、フラボノイド

適応：食欲不振、消化不良、循環不良

■**生活習慣：お風呂で体温を2度上げる**

ぐっすり眠れるために、体温を変動させることが不可欠です。寝る前に体温を2度程度上げ、ゆっくり下がるタイミングでベッドに入るとスーッと寝つけます。たかが2度、されど2度。毎晩、運動をして体温を上げるのは大変です。寝つきが悪いという人は、湯船にしっかり浸かって体温を上昇させるのが最も簡単な方法です。ただ、ここで気をつけて欲しいのが入浴時間です。書籍によっては10分や15分が適切としているものもありますが、**季節やそのときの体調によって実際の入浴時間は変わります。**

例えば、基礎体温が36・5度の場合、体温が2度上昇したら38・5度となります。これは風邪を引いたときに熱が出て、汗をかいているときと同じ状態です。基礎体温から体温を2度上げるイメージとは、汗をかき始めるくらいの時間を使い入浴するということです。お好みのお湯の温度は多種多様ですが、寝るために必要な入浴時間については、あなたの体が必要な時間を教えてくれます。

■ヨガ：弓のポーズ

①床にうつぶせに寝そべります。
②両ひざを曲げ、足先を天井の方向に上げます。
③両手で足首をつかみます。
④息を吸いながら、お腹に力を入れて上半身と両足を引き上げ、寄せます。
⑤そのまま5回呼吸します。

■弓のポーズ

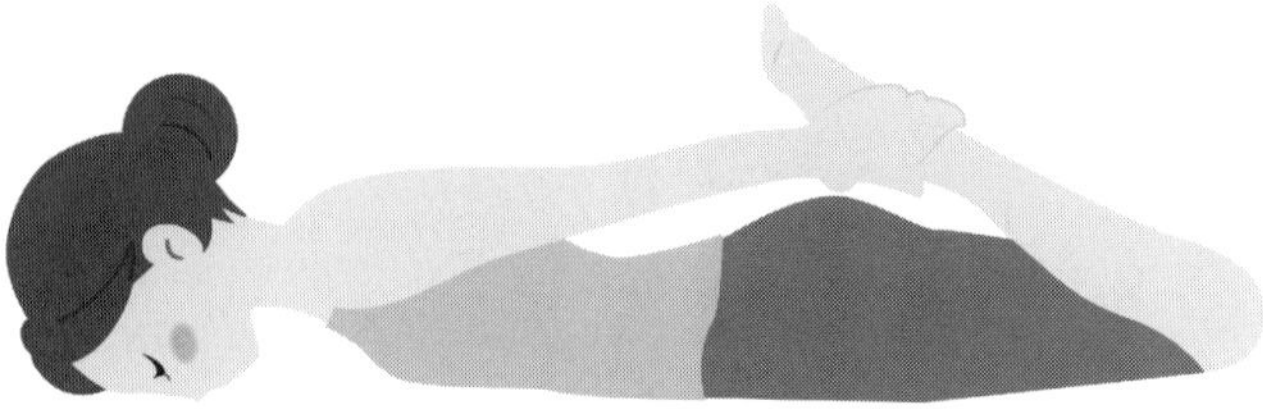

③の姿勢

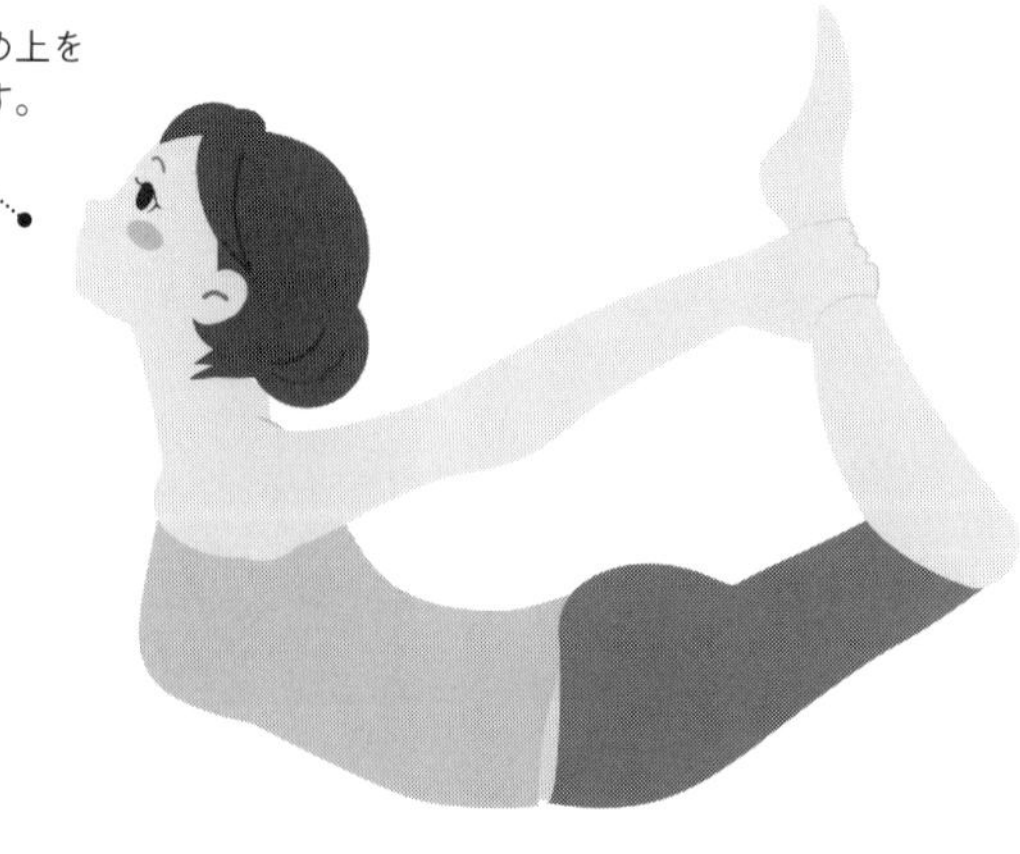

④の姿勢

⑤ カバタイプ　体内時計をきちんとリセットする

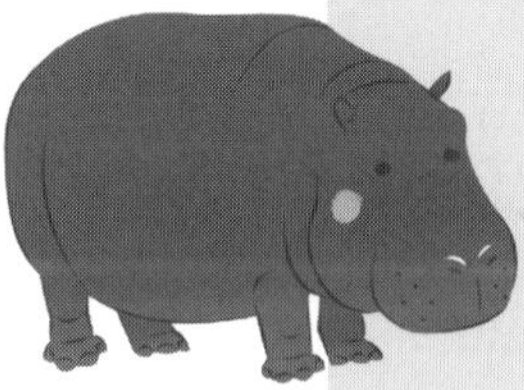

1日目

■ハーブ：マシュマロウ　図鑑39

特徴：葉や根に含まれる粘液が粘膜の保護・修復に作用します。喉、胃腸を炎症から守り、乾燥、肌荒れ、ニキビ、湿疹や皮膚炎などを緩和します。

成分：フラボノイド、フェノール酸

適応：粘膜の炎症

■生活習慣：朝一番にカーテンを開ける

夜になっても眠くならない要因は大きく分けて2つあります。1つは、夜になってもアドレナリンが分泌される興奮状態にあること。もう1つは、朝、起きられないために睡眠ホルモン「メラトニン」の分泌量が少ないことです。

メラトニンをきちんと分泌させるために行なって欲しいのは、朝一番にカーテンを開け

ることです。それだけで、朝は起きられるようになり、夜は眠れるようになります。カーテンを開けることは一般的なことですが、この行動は、本能に刷り込まれた習慣にアプローチする方法です。私たちの祖先は、古代から朝日が昇ると洞窟から外へ出て狩りをし、水を汲みに行く生活をしてきました。

この行動のポイントは、朝日を浴びることです。太陽光を全身に浴びることで、体内時計のスイッチがカチッと入ります。スイッチには個人差はありますが、約14時間後に眠気を感じるように人の体はできています。この時間は太陽が西の空に沈み暗くなる頃と一致します。最も簡単に眠気を感じる方法は体内時計にアプローチし、スイッチをしっかりカチッと入れることだけです。

■ヨガ：呼吸法

①あぐらを組み、重心が左右均等になるように座ります。

②お腹から空気を押し出すように、7秒かけて空気を吐き出します。

③吐ききったら、一呼吸おきます。

④お腹の中を空気でふくらませるように7秒かけて空気を吸い込みます。
⑤3分間、②～④を繰り返します。

呼吸法

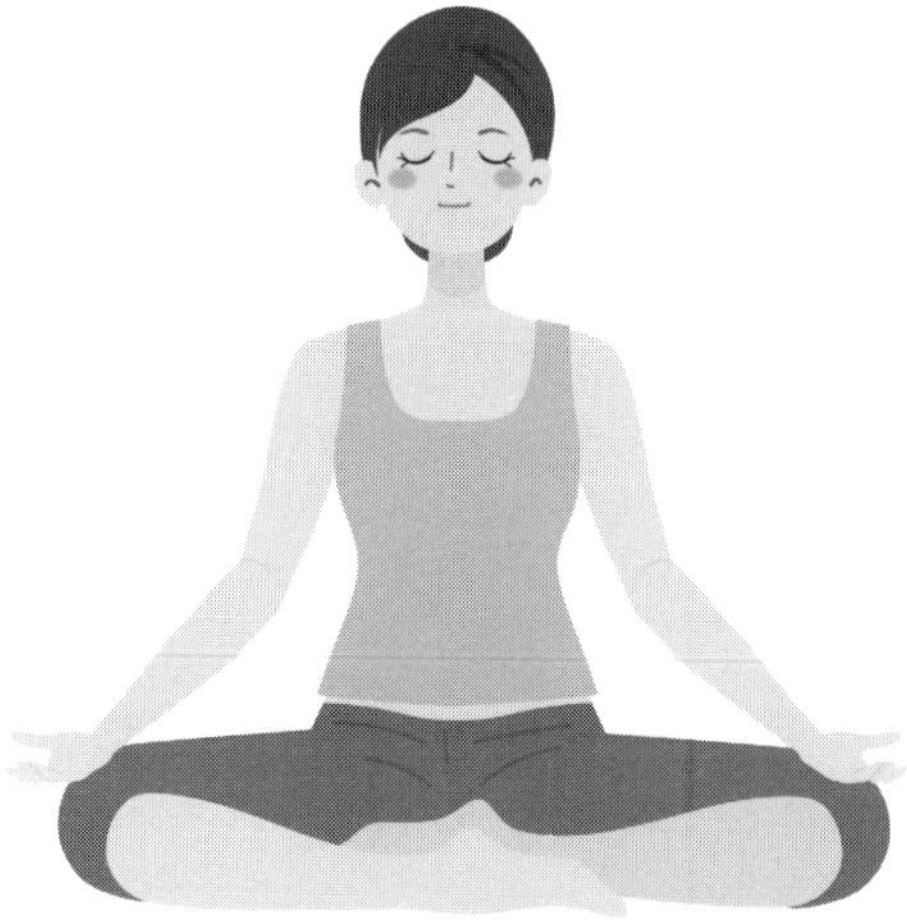

①の姿勢

2日目

■ハーブ：シベリアンジンセン 図鑑19

特徴：「強壮薬の王様」とも呼ばれ、免疫力を高め、菌やウイルスの侵入を防ぎます。また、性ホルモンの分泌を促進します。

成分：イソフラキシジン、サポニン、エレウテロシドE

適応：強壮、免疫力向上、内分泌機能促進

■**生活習慣：脳ストレスを減らす**

一般的に、人は1日に何回決断をしているか知っていますか？　一般的に、その回数は3万5千回以上と言われています。身近な決断では、朝食に何を、いつ、どこで食べるのか、どの洋服を着て、アクセサリーには何を合わせるのか、脳に問いかけ、脳は決断をしています。

脳はたくさんの問いかけを決断し、行動を指示します。この脳に負担を与えるのが目の前の物の散らかった空間です。脳は目に映る物を「今片付けるのか、放置するのか」と無意識のうちに決断する習慣を持っているので、**不要な情報はできる限り取り除くことで脳**

の負担を減らすことができます。すると、空いた時間をほかのことに振り分けることが可能となります。

朝一番、脳の負担を減らし、あなたが気持ちいいと感じる環境を演出することで、爽快な1日をスタートさせることができます。

■ヨガ：首・足ストレッチ

①あぐらを組み、重心が左右均等になるように座ります。
②頭を左に傾け、ゆっくり呼吸をしながら30秒キープします。
③続けて、右、左前、右後ろ、右前、左後ろ、前、後ろの順に、同じように頭を傾け、呼吸と30秒キープを繰り返します。
④左手で右の足先を持ち、時計回り、反時計回りに10回ずつ、回します。
⑤左手と右足の指を組み、左手の指に力を込めて右足の指を3秒圧迫し、解放します。これを3回繰り返します。
⑥左右を入れ替え、④、⑤を繰り返します。

▮首・足ストレッチ

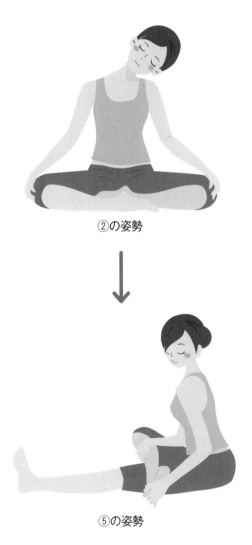

②の姿勢

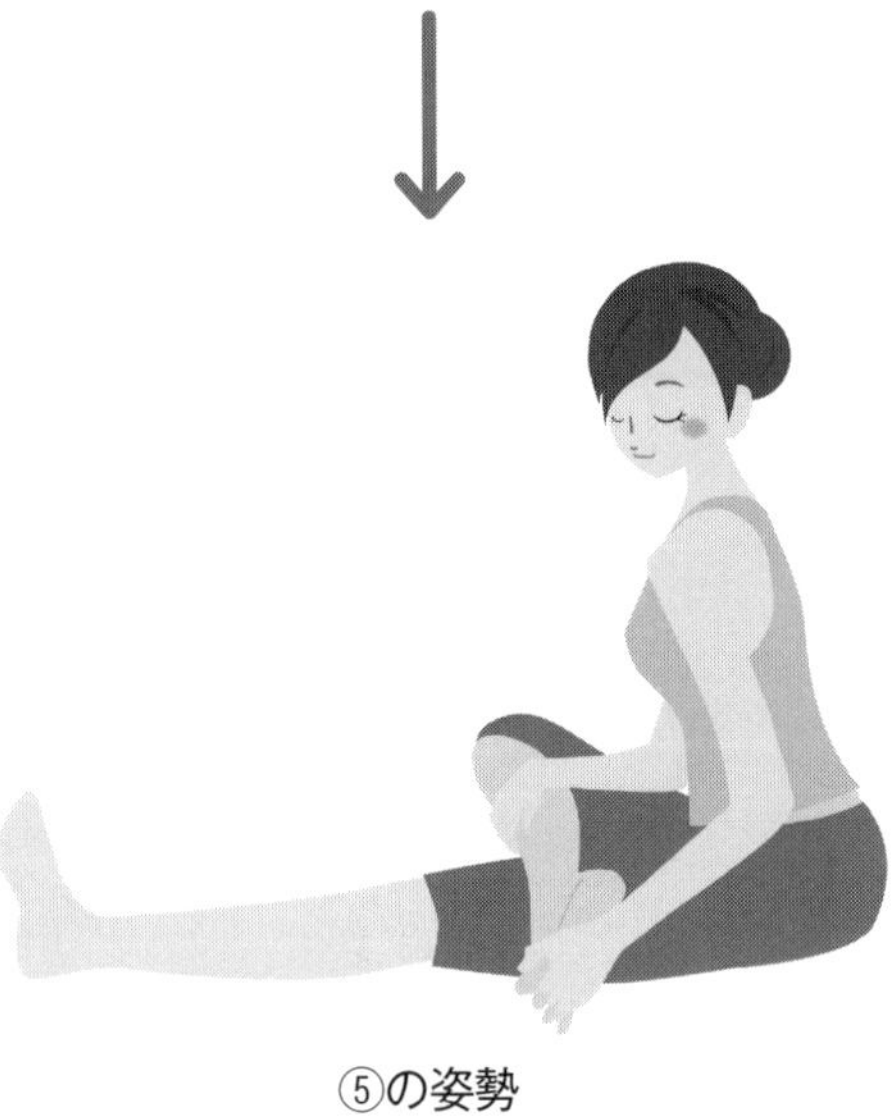

⑤の姿勢

3日目

■ハーブ：月桃《げっとう》 図鑑16

特徴：抗酸化作用、豊富なミネラルが美容と整腸に作用します。また、甘く爽やかな香りはストレスを和らげます。

成分：フラボノイド、糖類、ポリフェノール、ミネラル

適応：美肌作用、コラーゲン産生促進作用

■生活習慣：不規則な自然の音を聞く

人は、絶えずいろいろな音を聞きながら生活しています。日常生活の中の人工的に作り出された音は、信号機、エレベーター、車のクラクションなど注意を引く音で、感情を動かすことはなく行動を促すだけです。また、聞き続けることでストレスを感じるケースもあります。

一方、雨音、風の音、川のせせらぎなどの自然に存在する音は、行動を促すものではないので、ドキッと緊張することはありません。音が2つ、3つと重なっても心地よい音で

あることに変わりはありません。**この不規則な自然の音は副交感神経を優位にする働きがあるので、眠る前に聞くと心が癒され寝つきがよくなります。**

■ヨガ：針の穴のポーズ

①床に仰向けになり、両ひざを立てます。
②左足の足首を右ひざの上に置きます。左足のひざ下は床と平行になるようにします。
③右足を床から浮かせ、左足のひざ下にできた空間に左手を通し、右足のひざ裏の位置で両手をつなぎ、右ひざを胸に近づけるように引きつけます。
④そのまま5回呼吸します。
⑤左右を入れ替え、②〜④を繰り返します。

針の穴のポーズ

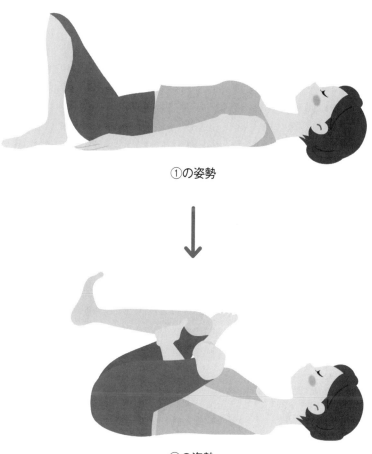

①の姿勢

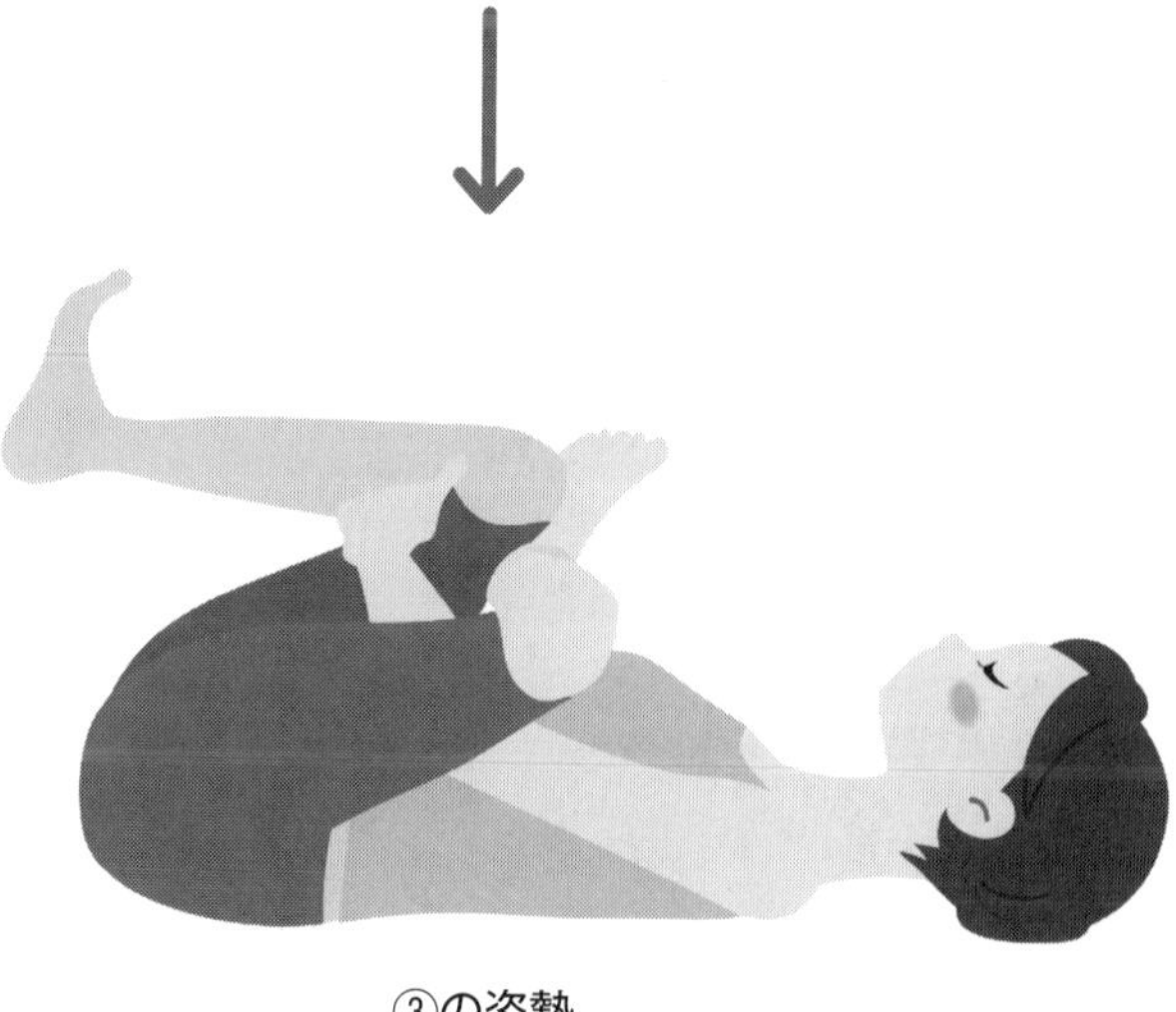

③の姿勢

4日目

■ハーブ：フェンネル 図鑑35

特徴：食べ過ぎや飲み過ぎによる消化不良を改善する消化によいハーブです。駆風《くふう》作用（腸に溜まったガスを排出させる作用）によって胃や腸内ガスの発生を抑えます。

成分：フラボノイド

適応：消化不良進

■生活習慣：間接照明で光の刺激を抑えて

一般に日本の夜はとても明るく、駅やコンビニエンスストアなどは昼夜でも変わらない光で周りを照らしています。意図しなくても、目は、光の刺激を受けるため脳は休まりません。ヨーロッパでは、夜になると暖色系のライトやロウソクの灯りで目が受ける光の彩度を抑えることで脳が受ける刺激を減らし、睡眠に入りやすい環境を街全体で作り出しています。

日本では、まず**家の照明を直接照明から壁や床などを照らす間接照明に変え、目に入る光の量や彩度を抑えるようにしましょう。**特に寝室は全体を照らすのはやめ、必要な部分だけを照らし、高級ホテルのような落ち着きのある照明に変えることで、寝つきが変わります。

■ヨガ：子犬の伸びのポーズ

①床に四つん這いになります。
②両ひじを床につきます。
③両手を少しずつ前に伸ばし、肩を伸ばし床に顎をつけます。
④そのまま5回呼吸します。

■子犬の伸びのポーズ

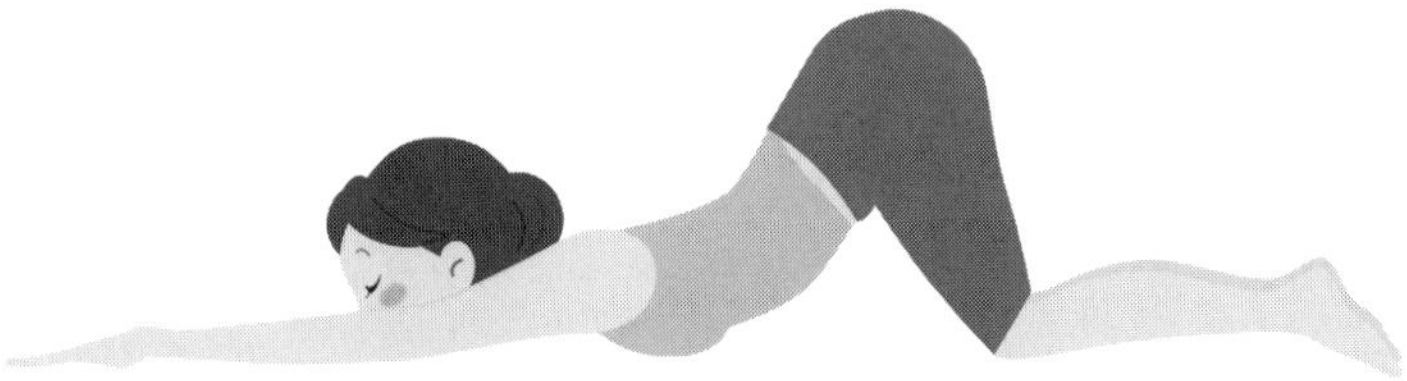

③の姿勢

5日目

■ハーブ：アイブライト 図鑑2

特徴：目のトラブルを解消するハーブです。殺菌、強壮作用によって、結膜炎やものもらいなどの炎症を緩和します。

成分：タンニン、リグナン

適応：目の痛み、かすみ、疲労

■生活習慣：寝室は眠れる色に

寝室を何色でまとめていますか？　日中過ごす部屋と寝室を分けられるならば、寝室は好きな色ではなく、眠れる色に変えましょう。

眠れる色とは、暖色系の無地です。生地の模様は多少ならば問題ありませんが、**花柄、ドット、チェックなどのいろいろな色を使っている生地は安眠には向きません。**目を閉じた暗い室内の中でも明暗を認識することや、シーツの色・柄を判別することはできるからです。これは、夏は寒色系、冬は暖色系のものが好まれる点からも、目を閉じていても色の濃淡を認識できていることがうかがえます。

脳は、視覚から得られる情報に敏感です。寝室を落ち着きのある抑えた色でまとめ、脳が休める空間にすることで睡眠の質は高められます。

■ヨガ：魚のポーズ

①床に仰向けになります。
②手の平を体の横かお尻の下に置き、頭頂は床につけたまま、息を吸いながら床から離すように胸を上げます。
③そのまま5回呼吸します。

魚のポーズ

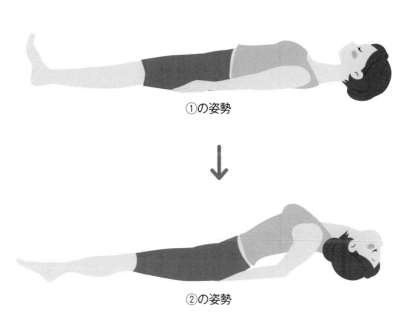

①の姿勢

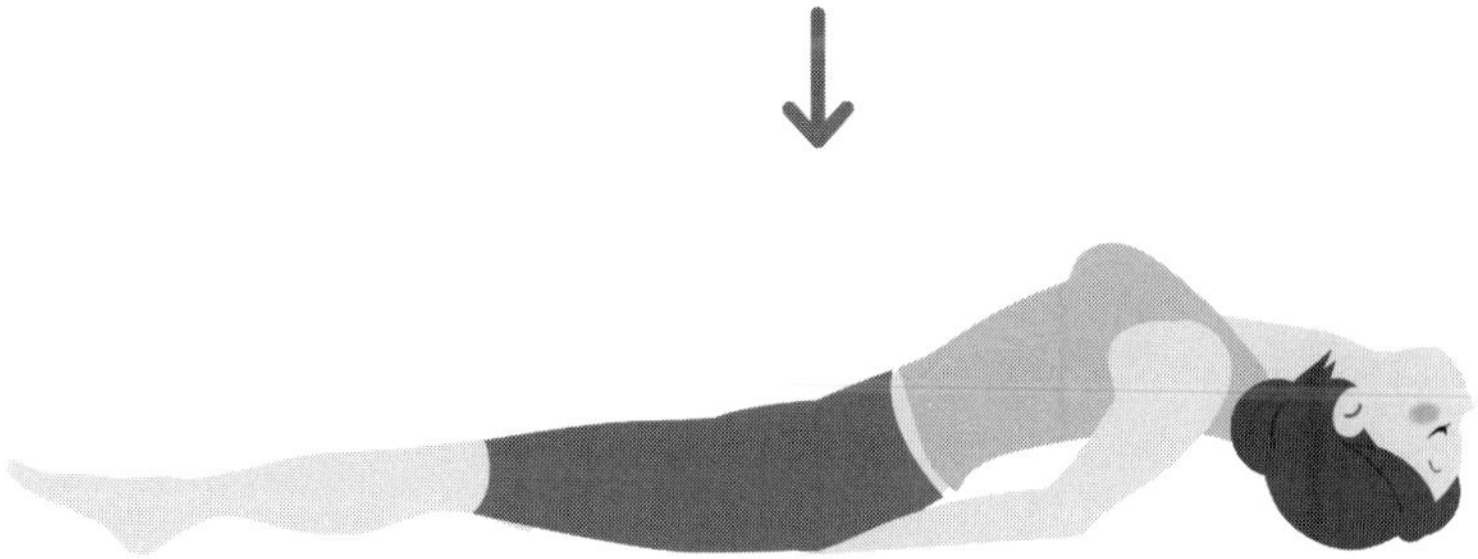

②の姿勢

6日目

■**ハーブ：ホーステール** 図鑑38

特徴：ホーステールに含まれるケイ素は体内で骨や軟骨の発育、コラーゲンなどの結合組織を強化します。また、傷痕の修復や泌尿器のトラブル解消にも役立ちます。

成分：ミネラル、フラボノイド、アルカロイド

適応：膀胱炎、むくみ

■**生活習慣：嗅覚を使って緊張を和らげる**

眠る前に美しい風景を見たり、心地よい音楽を聞いたり、リラックスする方法はいろいろあります。その中で時間と場所にこだわらず瞬時に癒されたいなら、好きな「香り」で空間を満たしてください。匂いを感じる鼻と脳は、とても近い位置にあります。

例えば、手を叩いたとき、その信号を脳がキャッチするまでにかかる時間は０・４秒と言われますが、匂いを認識する時間は０・０４秒以下と、圧倒的な速さで感知します。この嗅覚の特性を活かし、**心安らぐ香りに包まれることが最も速やかにリラックスする方法です。**興奮して眠れないときには、好きな香りをピローケースにつけると香りが広がり、気持ちが落ち着き眠れるようになります。

■ヨガ：ドルフィンプランクポーズ

①床に四つん這いになります。
②肩の真下に両ひじをつき、両手を組みます。
③足を後ろに伸ばし、つま先立ちになります。
④そのまま5回呼吸します。

▌ドルフィンプランクポーズ

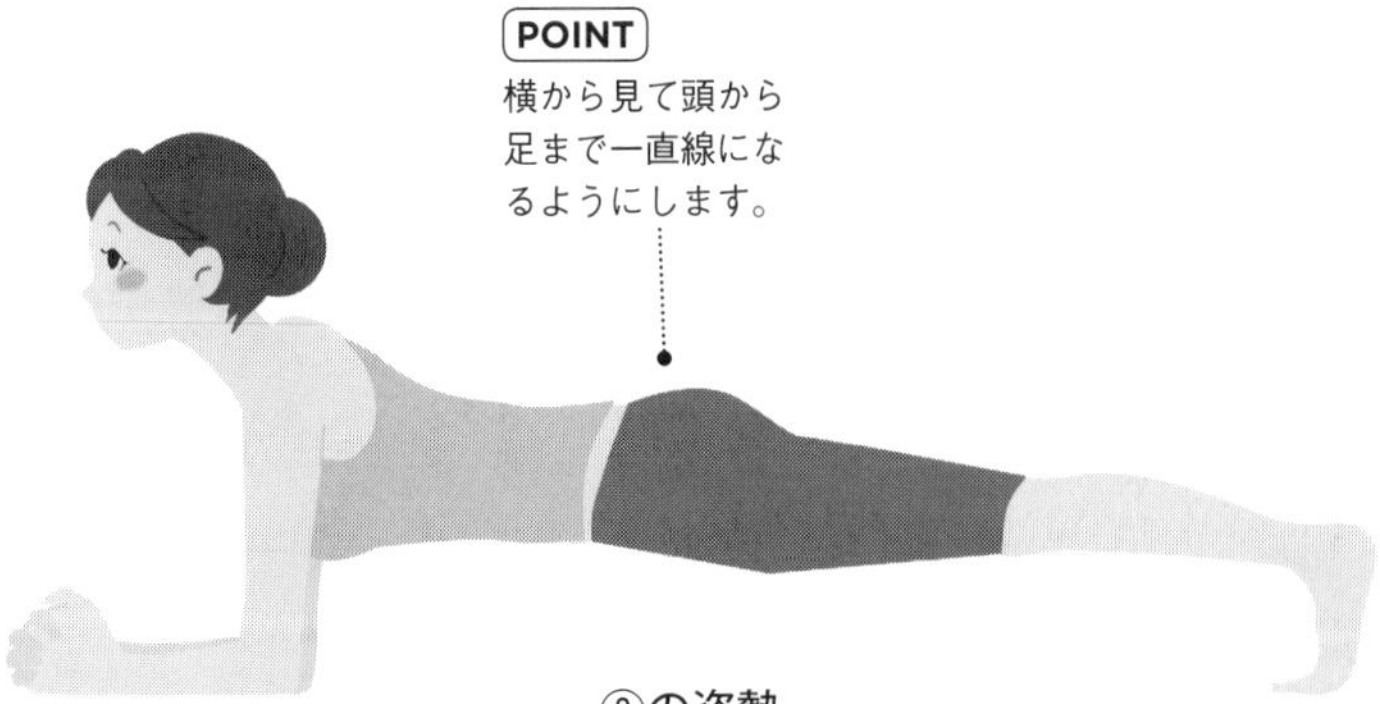
POINT
横から見て頭から足まで一直線になるようにします。

③の姿勢

7日目

■ハーブ：ペパーミント 図鑑36

特徴：眠気を吹き飛ばし、集中力を高めてくれます。消化を助け、食べ過ぎや胃もたれを緩和する天然の胃腸薬です。

成分：フラボノイド、タンニン、フェノール酸

適応：集中力欠如、腹部膨張感、消化不良

■生活習慣：寝室に持ち込むものを厳選

人は習慣の影響を受ける生き物です。この習慣をうまく利用して、寝室に入ったら眠れると脳に思い込ませることで、寝つきはよくも悪くもなります。

例えば、寝室でスマートフォンを見てしまうと、そこには興味ある情報が溢れています。脳は刺激を受け、興奮することから眠れなくなってしまいます。これを習慣にすると「寝室に入ると興奮する→眠くならない」という図式を脳が持つようになり、ますます眠れなくなります。

一方、寝室に一歩足を踏み入れたら、興奮とは程遠い伝記や難しい本を読むと、「寝室に入ると面白いことがない↓眠くなる」という図式に変わります。**寝室に持ち込むものを自分の関心が薄いものに変える**だけで、あっという間に寝つけるように変わります。

■ヨガ：橋のポーズ

①床に仰向けになり、両ひざを立てます。
②足の裏と頭と肩を床につけたまま、息を吸いながらお尻だけを持ち上げます。
③両手をお尻の下で組み合わせます。
④そのまま5回呼吸します。

橋のポーズ

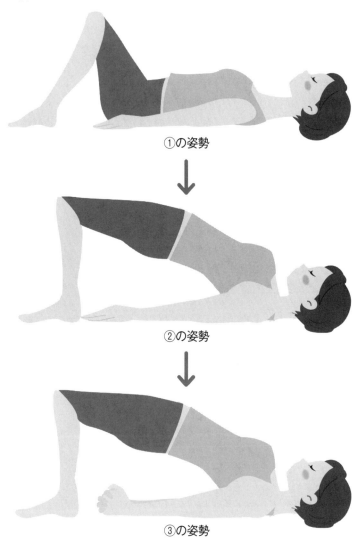

①の姿勢

②の姿勢

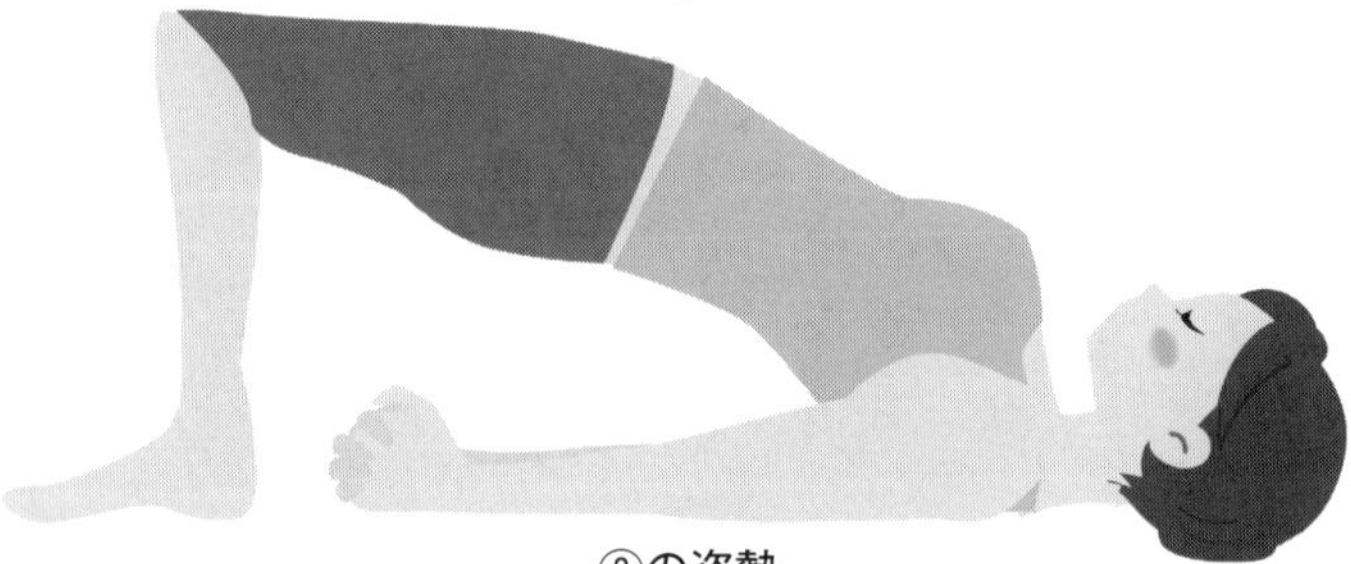

③の姿勢

⑥ リスタイプ　水分の摂取量に要注意

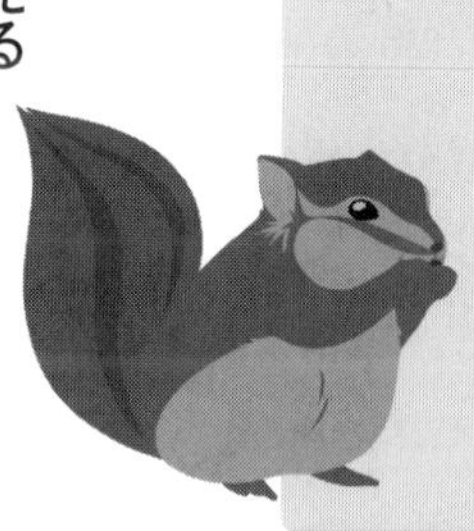

1日目

■ハーブ：クミスクチン　図鑑15

特徴：利尿作用に優れています。また、糖分や脂肪分の吸収を抑えるため、ダイエットにも最適です。

成分：ロズマリン酸

適応：むくみ、結石、リウマチ

■生活習慣：寝たままストレッチ

目覚まし時計やスマートフォンを使って起きる場合の時間設定は、もうこれ以上寝たら遅刻する!!　という限界時間を設定していますか？　それとも、30分、15分、5分前と数回に分けてカウントダウンをする設定としていますか？

限界ギリギリまで寝ている人は、体の準備が整わないうちに動き出すため、脳の血流は十分ではなく、重だるさを感じることでしょう。

目覚めた後、スムーズに行動するために、起き出す3分前から寝たままでできるストレッチをしましょう。

ベッドで、手足を思い切り伸ばしてください。たったそれだけのことですが、末端の血流がよくなるので体に力が入りやすくなり、意識もはっきりするのが分かります。いつもの朝の過ごし方を少し変えるだけで、朝の目覚めと体のキレが激変します。

■ヨガ：呼吸法

①あぐらを組み、重心が左右均等になるように座ります。

②お腹から空気を押し出すように、7秒かけて空気を吐き出します。

③吐ききったら、一呼吸おきます。

④お腹の中を空気でふくらませるように7秒かけて空気を吸い込みます。

⑤3分間、②〜④を繰り返します。

■呼吸法

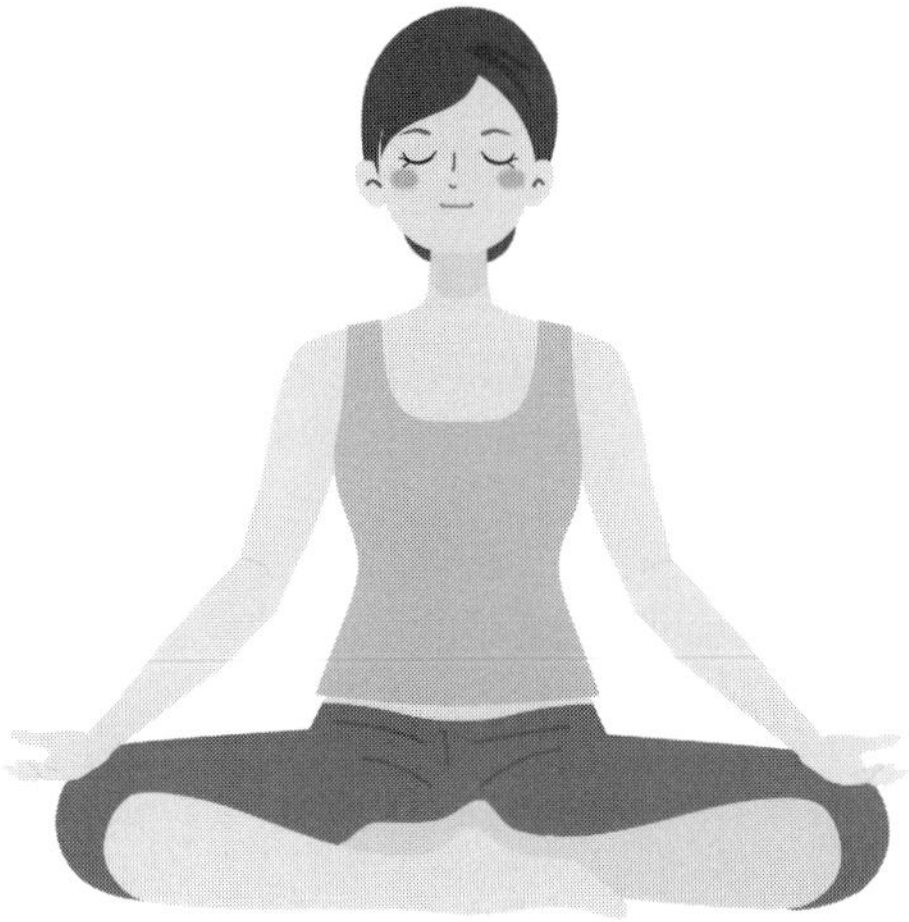

①の姿勢

2日目

■ハーブ：ゴツゴラ　図鑑17

特徴：神経と脳細胞を活性化する働きによって、記憶力と集中力を高めます。また、免疫力を高め、感染症の予防に適しています。

成分：アシアチン酸、マデカシン酸

適応：潰瘍、皮膚疾患、血流アップ

■生活習慣：水分の取り過ぎに注意

ファッションモデルは体内の不純物を排出するために、1日にミネラルウォーターを3～4リットルも飲むと聞きます。美しい人たちが行なっている方法なので効果はありそうですが、これはとても危険な行為です。

水の飲み過ぎは「水中毒」になる危険性があります。過剰な水分の取り過ぎにより起こる水中毒の症状は、血中のナトリウムが不足することで体中のペーハーバランスを崩し、軽度な場合でもめまい、頭痛、疲労感やむくみなどの症状が現れます。一見すると貧血の症状にも似ていますが、重症となると意識障害、呼吸困難や鬱血系心不全などの生死に関わる危険な状態になることもあります。

病的な状態にならないまでも、必要以上に水分を摂取すると手足のむくみや冷えに繋がります。体に合った量を飲むことが毎日を健康的に過ごすポイントです。

ご参考に、1日あたりの水分摂取量の算定方法（一般的なケース）をあげておきます。


必要水分量（ミリリットル）＝体重（キログラム）×40

■ヨガ：首・足ストレッチ

①あぐらを組み、重心が左右均等になるように座ります。
②頭を左に傾け、ゆっくり呼吸をしながら30秒キープします。
③続けて、右、左前、右後ろ、右前、左後ろ、前、後ろの順に、同じように頭を傾け、呼吸と30秒キープを繰り返します。
④左手で右の足先を持ち、時計回り、反時計回りに10回ずつ、回します。
⑤左手と右足の指を組み、左手の指に力を込めて右足の指を3秒圧迫し、解放します。これを3回繰り返します。
⑥左右を入れ替え、④、⑤を繰り返します。

首・足ストレッチ

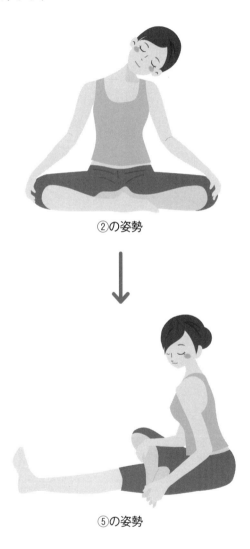

②の姿勢

↓

⑤の姿勢

3日目

■ハーブ：エルダーフラワー 図鑑8

特徴：発汗作用や利尿作用に優れ、体内の毒素や熱を排出します。また、甘い香りには不安定な心を静める作用もあります。

成分：クロロゲン酸、ルチン、ミネラル

適応：風邪の初期症状、花粉症、シミ・そばかす

■生活習慣：むくみ解消に階段を活用

リスタイプの人は、体に余分な水分を溜め込んでいます。温かい水分は汗や皮膚から蒸発しますが、**冷えた水分は筋肉量の少ない手足など、末端に溜まり体を冷やします。**この冷えて滞る水分がむくみとなります。また、顔に溜まると頬のたるみとなり、見た目に大きく影響します。

解消するには血液を循環させ、腎臓に戻すのが一番です。日常生活でむくみやたるみの原因となっている水分を流すなら、階段を使うのがお勧めです。階段がない場合は、段差につま先をかけ、空中に浮いている残りの足裏部分を下に向かって押しつけるように下げ

ることでアキレス腱やふくらはぎを伸ばせます。このストレッチでふくらはぎの筋肉を刺激できるようになると血流がアップし、末端に停滞している水分も流せるようになります。

■ヨガ：花輪のポーズ

①腰幅に足を開いて立ちます。
②つま先をやや外側に広げてしゃがみます。
③胸の前で手を合わせ、息を吸い、吐きながら両ひじでひざを内側から押すようにして脚を開きます。
④そのまま5回呼吸します。

■花輪のポーズ

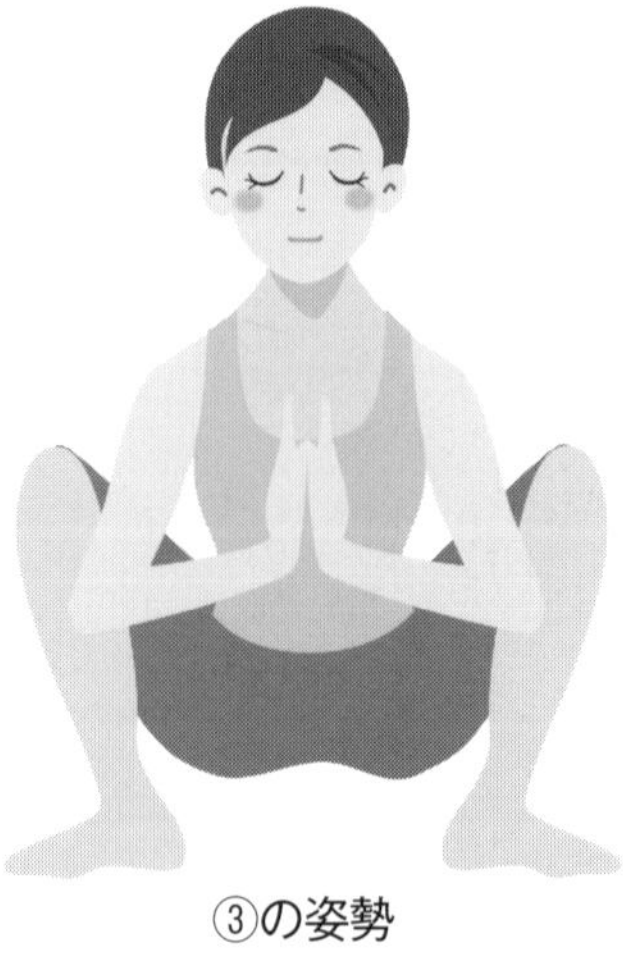

③の姿勢

4日目

■ハーブ：アンジェリカ 図鑑5

特徴：胃液や胆汁の分泌を促し、胃腸の調子を整えてくれます。更年期の気力や体力の低下を抑える働きがあります。

成分：フィトステロール

適応：消化不振、冷え性、更年期

■生活習慣：足を組んでいるとむくみが悪化

座っているとき、ちょっとした気の緩みで10センチ、15センチとひざが離れてしまったという経験をしたことがある人は多いのではないでしょうか。年齢とともに内転筋（太もも内側の筋肉）の筋力は弱くなります。

ひざが開かないように強制的に閉じる方法として足を組むという人は、すぐにやめましょう。筋肉にアプローチしていないので、ますます内転筋は弱まります。さらに、**足を組んだとき、下となる足は上に乗る足の重みで部分的に血流が悪くなります。**足が痺れたりするのは、血の巡りが悪いことを表します。普通にしていてもむくみやすいのに、太ももからつま先に向かって血流が滞ったら絶望的です。**足を組むのはむくみを悪化させるだけなのでやめましょう。**

■ヨガ：サギのポーズ

①手を腰の横に置き、揃えた両足を前に伸ばして座ります。
②左ひざを曲げ、つま先をお尻の横につけます。
③右足を両手で持ち、ゆっくりとひざを伸ばして引き上げます。
④そのまま5回呼吸します。
⑤左右を入れ替え、②～④を繰り返します。

▍サギのポーズ

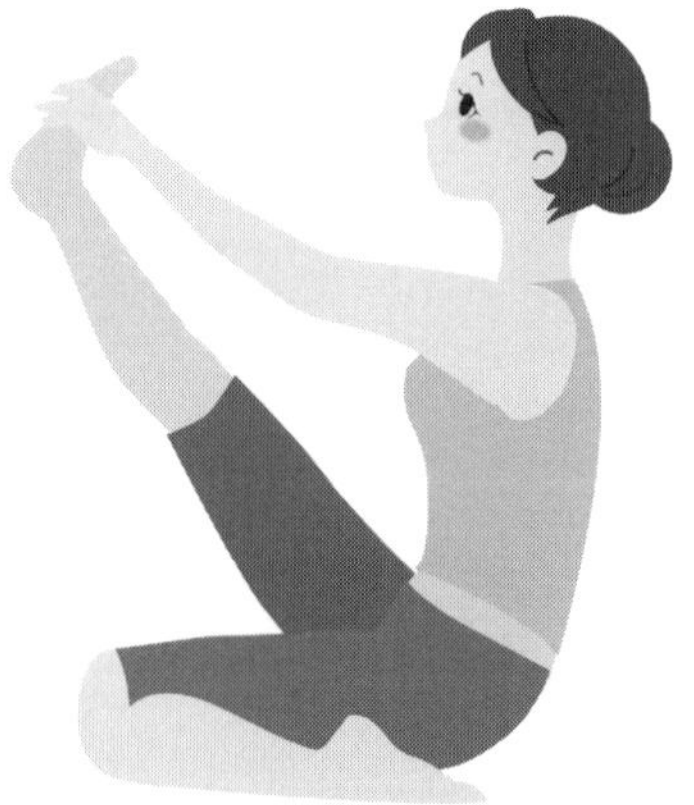

③の姿勢

5日目

■ハーブ：チコリ 図鑑27

特徴：尿酸、老廃物や腸内ガスの排出を助けてくれます。デトックスにお勧めのハーブです。

成分：イヌリン、タンニン、ペクチン

適応：腸内ガス、デトックス

■生活習慣：冷たいものを飲まない

好きな飲み物は何ですか？　日本茶、紅茶、コーヒー、ジュース、ミルク、ココア、チャイ、ハーブティーなどいろいろありますが、この中に**体を冷やすものがあります。それを知らずに1日何回も飲んでいたら、体を内側から冷やしてしまいます。**

それは何かというと、「コーヒー」です。コーヒーに含まれるカフェインには覚醒や興奮による一時的な血行促進作用があります。この作用によって血管を拡張させ、体温を放熱させます。原産国が赤道上に集中していることからも、体を冷やす作用のある飲み物だと分かります。ただ、好きな飲み物を飲めなくなるのもストレスとなるので、シナモンパウ

ダー 図鑑18 などを加え、体を温める飲み物に変えましょう。毎日、何杯もコーヒーを飲む人にはお勧めです。

■ヨガ：半分の猿神のポーズ

①四つん這いから右足を右手首の内側へ置き、骨盤の向きを正面に向けます。
②手は指先だけをつき、伸ばした右足のつま先を天井に向け、お尻を後ろに引きます。
③息を吐きながら上体を股関節から前に倒します。
④そのまま5回呼吸します。
⑤左右を入れ替え、②〜④を繰り返します。

▍半分の猿神のポーズ

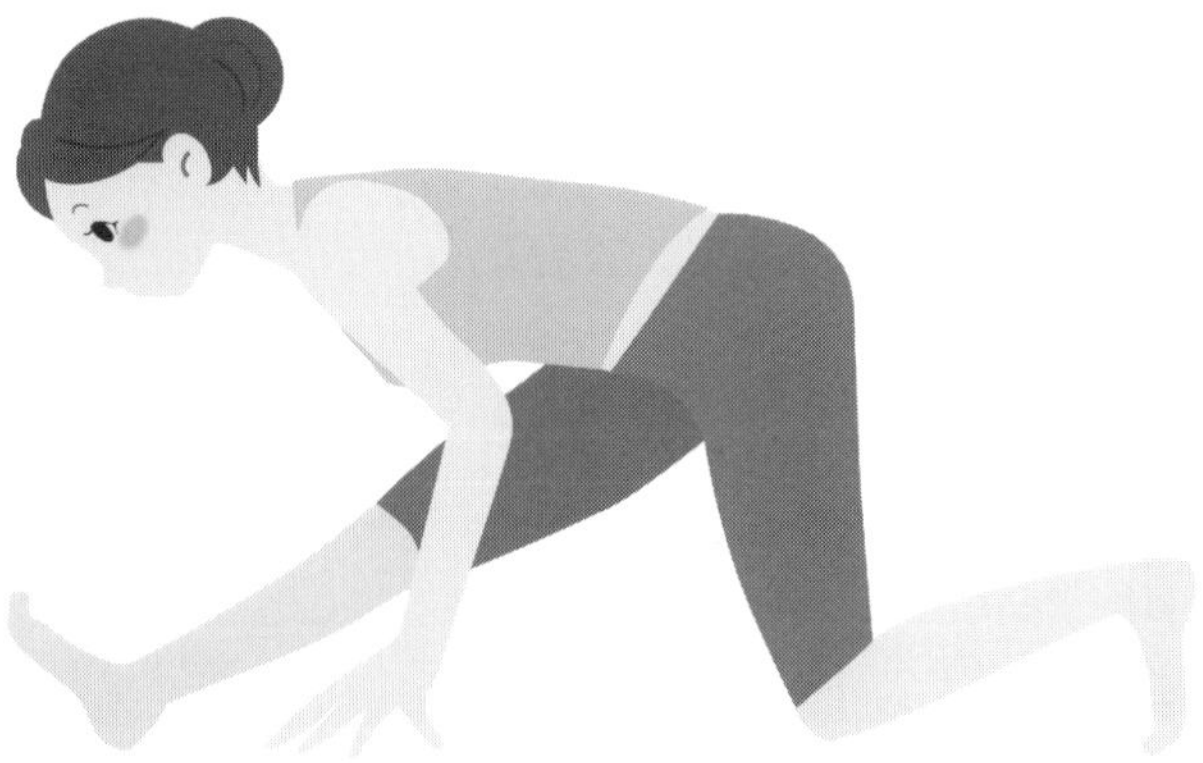

③の姿勢

6日目

■**ハーブ：ルイボス** 図鑑46

特徴：活性酸素を取り除く作用があり美肌に最適なハーブです。新陳代謝を促進し、冷えや便秘の緩和にも役立ちます。

成分：フラボノイド、タンニン、フェノール酸

適応：便秘、冷え性、美白

■**生活習慣：足裏をマッサージ**

足が冷えて眠れない、足がむくむという人は、**お風呂で体を洗うときに一番時間をかけて洗って欲しい場所があります。それは「足裏」です。**足裏を丁寧に洗うことで自然と揉みほぐしたり、足ツボをマッサージしたりすることができ、足の血行をよくすることができます。夜、足先が冷えて眠れないという症状の改善にも繋がるのでお勧めです。

また、その際、高価なブラシや専用の洗剤などを用意する必要はありません。使って欲しいのは「炭酸水素ナトリウム（重曹）」です。これを使うと古い皮脂を取り除くことができ、簡単にかかとがツルツルになります。気になる足の匂いや、かかとのひび割れの軽減にも有効です。

■ヨガ：バッタのポーズ

①床にうつぶせになり、足はつま先のみ床につけます。
②手の平は下に向けて体の下に納めます。
③顎は床につけます。
④吸う息に合わせ、床についた両手で支え両足を持ち上げます。
⑤そのまま5回呼吸します。

バッタのポーズ

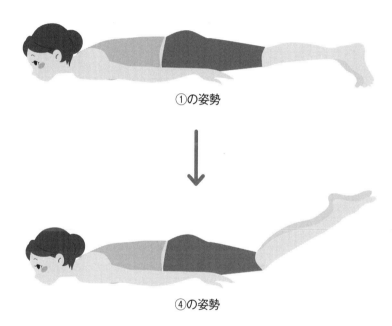

①の姿勢

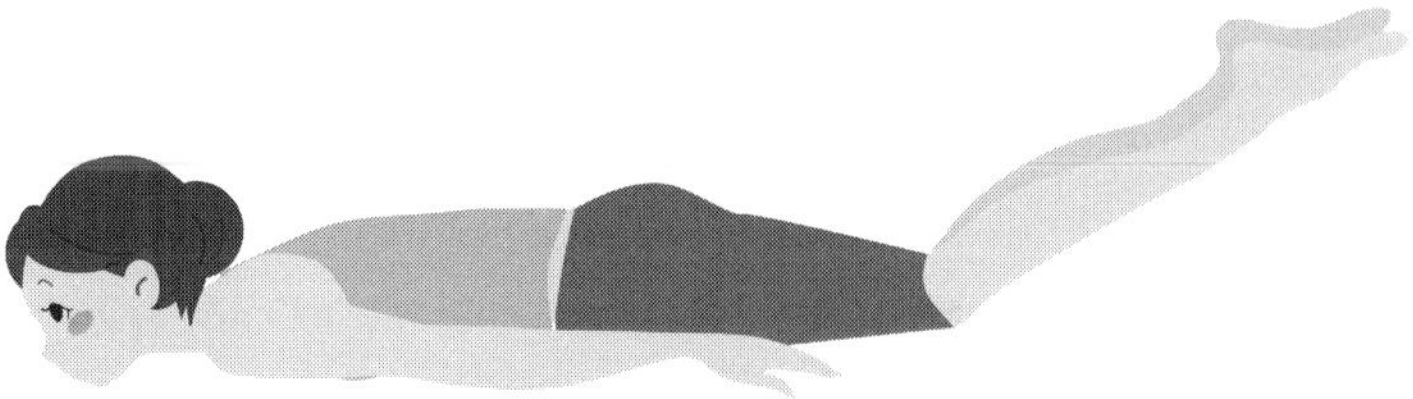

④の姿勢

7日目

■ハーブ：アールグレイ 図鑑1

特徴：精神を安定させるリラックス効果があります。また、保温効果によって冷え性を緩和します。

成分：リモネン、リナロール、テアニン

適応：冷え性、抗菌作用

■生活習慣：脳によい安眠できる姿勢

とかく女性はイメージを大事にします。寝ている姿も美しく、上向きで眠るほうが上品で女性らしいと思われがちですが、上向きで寝る生物は人間くらいです。

見た目の美しさではなく脳のためによい姿勢、それは「横向き」です。日中の脳は、細胞の間を脳脊髄液《のうせきずいえき》が流れないほど細胞が広がっていますが、夜、横向きに眠ることで、細胞間に隙間ができ、その隙間を脳脊髄液がスムーズに流れ、脳内に溜まった老廃物を血管、リンパ管まで流し出せるようになります。上向きの姿勢やほかの姿勢と比較して横向きに眠ることで、このような状態を作りやすいことが分かってきました。**眠るだけで脳に溜ま**

ったゴミが翌朝にはスッキリ流し出せる姿勢、横向きがお勧めです。

■ヨガ：トカゲのポーズ

①手は肩幅、足は腰幅に開いて、床に四つん這いになります。
②左足を左手の外側に踏み出し、右足は後ろへ伸ばします。
③息を吐きながら両ひじを曲げて床につけて全身を倒します。
④そのまま5回呼吸します。
⑤左右を入れ替え、②〜④を繰り返します。

トカゲのポーズ

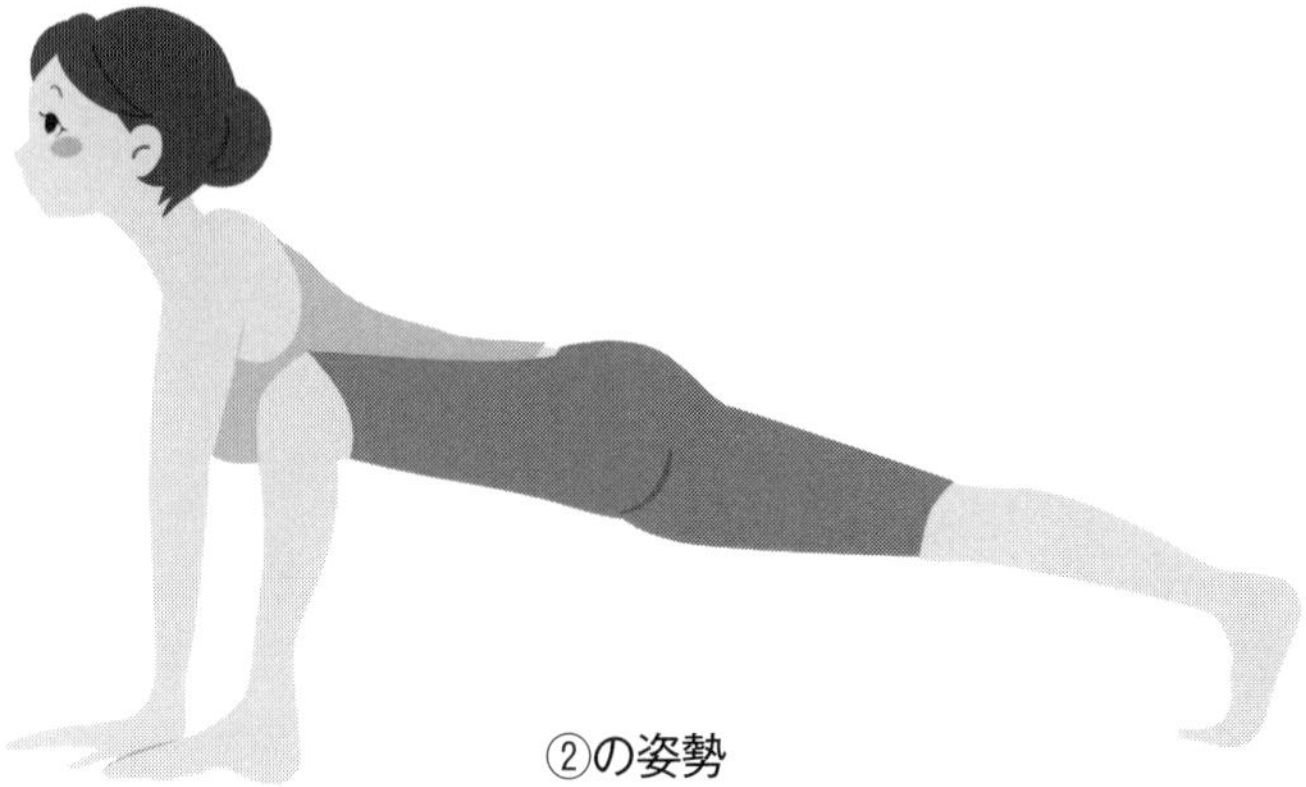

②の姿勢

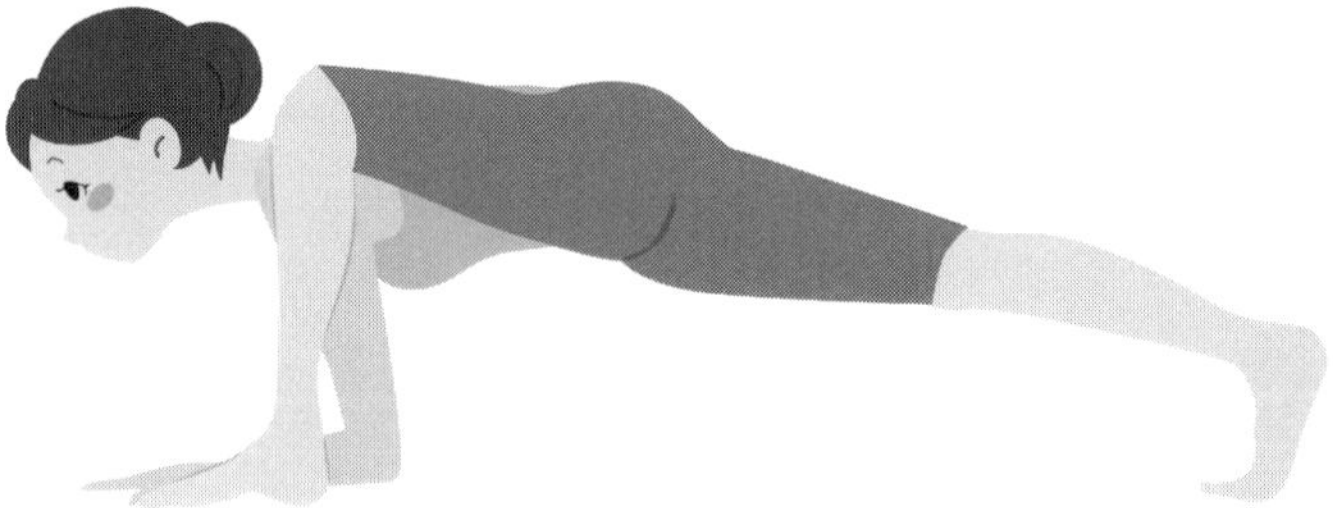

④の姿勢

私の犯した失敗

　私のハーブティーに対する最初の印象は、花やレモンなどを使った爽やかさはあるけれど、味は薄く中途半端、好き好んで飲みたいというものではありませんでした。

　また、日本茶、中国茶、紅茶と同じお茶なのに、なぜ、ハーブティーだけ差し湯をして飲まないのかも理解できませんでした。ハーブは高価な商品です。何回も差し湯をして飲みたいのに、そのような飲み方をする人はいません。ずっともったいないと思っていました。だから、家で飲むときには差し湯をしたり、抽出時間を長くしたり、少しでもたくさんの成分を体に取り込もうとしました。

　しかし、それは間違いでした。茶葉は抽出時間で成分がしっかりお湯に溶け出すよう細かくカットされていて、長くお湯に浸したからといって、溶け出す成分量は増えません。逆に、長くお湯に浸すことで溶け出した成分が茶葉に戻ってしまい、半減する自滅行為と知りました。

　せっかく溶け出した成分を失うなんてショック!!　この事実を知ってからは茶葉ごとの抽出時間を守り、差し湯もやめました。ハーブティーの抽出時間に関しては、もったいない精神は封印しましょう。その代わり、空気中に蒸発する湯気を吸い込むことで、鼻粘膜からも成分を取り入れましょう。鼻と脳の位置は近く、より早くハーブの効能を脳に届けることが可能となります。

第4章

ハーブを極めて「熟睡」をゲット！

① 睡眠の質を上げるために気をつける3つのこと

質の高い睡眠を取るために大切なことは3つです。この3つを意識することであなたの睡眠は変わります。

何時間経っても眠くならない、夜中に何度も目が覚める、目覚まし時計がなっても起きられないなどの悩みから解放されます。

その3つとは、以下のものです。

①体温を上げる
②リラックスする
③マッサージをする

これを叶えるのがハーブです。

ただ、ハーブなら何でもいいということではありません。せっかくなら睡眠の効果をより高めるため、目的に合わせて使い分けることで、さらに睡眠の質は高まります。そんな睡眠にお勧めのハーブ15種類をご紹介しましょう。

② 飲んで体温を上げるハーブ5種

■シナモン➡図鑑18

効果：末梢血管の拡張作用があり、血行をよくします。消化や糖質の代謝も促進してくれます。

使い方：ハーブティー、紅茶、コーヒーにパウダーを振りかけるのもお勧めです。

■ジンジャー➡図鑑21

効果：ジンジャーに含まれる辛味成分が血液の循環をよくして体を芯から温めてくれます。

使い方：生姜湯として、または、紅茶にクミンとミルクも加えてお好みの味のチャイを作って飲むことも保温効果が長くなりお勧めです。

■ローズマリー⬇図鑑50

効果：血管を強くし血行を促します。また、消化機能を高めることで新陳代謝も促進します。

使い方：いつもの紅茶にローズマリーを一房加えるだけで、刺激的な香りに頭がスッキリします。

■ルイボス⬇図鑑46

効果：ルイボスに含まれるルチンが毛細血管の働きを強化し、血液の流れを促進します。

使い方：ルイボスに含まれるマグネシウムは神経の興奮を和らげる作用があります。ノンカフェインなので就寝前に飲むと睡眠の質が高まります。

■エルダーフラワー⬇図鑑8

効果：利尿・発汗作用に優れており、体内に溜まった毒素の排出を助けてくれます。

使い方：鼻がムズムズするときは、ジンジャー図鑑21やハチミツを加えて飲むことで呼吸が楽になりお勧めです。

③ 香りでリラックスするハーブ5種

■バレリアン⬇図鑑33

効果：神経を鎮めて気持ちを穏やかにします。また、筋肉の緊張も和らげるので、肩こりや緊張性の腹痛にも有効です。

使い方：ハーブティーとして飲むときはチーズの腐ったような匂いが鼻につきます。ほかのハーブとブレンドすると飲みやすくなります。

■レモンバーム⬇図鑑48

効果：爽やかなレモンの香りに抗うつ作用があります。気持ちを落ち着かせ前向きな気持ちにしてくれます。

使い方：スッキリとしたレモンの香りが特徴です。少しハチミツを加えると飲みやすくなります。眠る1時間くらい前に飲むと気持ちが安らぎ、寝つきがよくなります。

■カモミール➡図鑑13

効果：カモミールに含まれるアピゲニンという成分が自律神経を整えることで、気持ちが和らぎ寝つきがよくなります。

使い方：ハーブをコットンの袋に詰めて温めたものを、アイピローとして使うことができます。香りとじんわりした温かさでリラックス効果が増し、眼精疲労を和らげます。

■パッションフラワー➡図鑑32

効果：神経の緊張をほぐす鎮静作用のほか、筋肉の痙攣を緩和する作用があります。肩や腰の筋肉がこわばったときにお勧めです。

使い方：ハーブティーの香りには水溶性成分が溶け込んでいます。飲んだり、香りを吸い込んだりして、全身から成分を吸収しましょう。

■リンデン➡図鑑45

効果：鎮静効果のある甘く上品なフローラル系の香りをかぐと、体が軽くなったように感じられます。とても飲みやすく単品で飲んでも美味しいハーブです。

使い方：ハーブティーはガブガブ飲むのではなく、ゆっくり味わいながら飲むことで粘膜に吸収されやすくなります。

④ ピュアオイルでマッサージするときのハーブ5種

■ラベンダー➡図鑑44

効果：香り成分のリナロール、リモネンなどが抗菌、鎮痛、リラックス、睡眠改善に作用します。

使い方：お風呂に入れ、立ち上る香りを吸い込みながら、ふくらはぎをゆっくり上から押すようにマッサージすることで老廃物を流し、足の疲れを取ります。

■ベルガモット➡図鑑37

効果：オレンジに少し似ている柑橘系のフルーティーな香りが緊張を和らげ、気持ちをスッキリさせます。

使い方：肩は知らず知らずのうちに力が入るので、手三里（肘下5センチくらいのところにあるツボ）に、オイルをつけて優しくマッサージしましょう。緊張がほぐれます。

■オレンジフラワー⬇図鑑11

効果：夜、興奮して落ち着かない、不安なときなどの心のケアとして利用できます。

使い方：湯船に浸かり、手の平の付け根部分で胃腸を優しく「の」の字を書く要領でマッサージすると胃腸の働きがよくなります。

■イランイラン⬇図鑑6

効果：神経を落ち着かせる作用があり、熟睡に導きます。また、女性ホルモンの調整や皮膚を潤し滑らかにする作用があります。

使い方：足湯を楽しむときは、数滴のオイルを加えて、くるぶしまで足を浸します。体がじんわり温かくなったら、足の指から心臓に向かってマッサージしましょう。足の冷えがなくなり、寝つきがよくなります。

■マジョラム⬇図鑑40

効果：神経系を静める働きと、気を補う働きがあり、心のバランスを取ってくれます。

使い方：手に取って、指のつけ根から指先に向かって、1本1本捻るようにマッサージすると手のこわばりがなくなり、リラックスしやすくなります。

5 相乗効果を上げるブレンド

ハーブティーは、古くから世界中で飲まれている薬効成分のあるお茶です。生産地域ごとに独自のブレンドをし、病気を治療する薬として、ハーブの薬効が利用されてきました。アメリカやドイツでは、医師が医療行為としてハーブを処方する文化もあります。今後、薬の処方を希望しない人の選択肢の1つとして、体に優しいハーブが普及したら嬉しいです。

この項では、ブレンドすることでハーブの持つ効能を打ち消してしまってはもったいないので、ハーブの薬効成分をより活かす組み合わせをご紹介します。

睡眠

バレリアン 図鑑33 という ハーブは、乾燥するとチーズの発酵したような独特の強い匂いを発します。そのため、単体で飲むには修行のような苦しみがあります。しかし、レモンバーム 図鑑48 、パッションフラワー 図鑑32 、リンデン 図鑑45 などの鎮静効果を持つハーブとブレンドすることによって、飲みやすくなります。

配合量

- レモンバーム 図鑑48 ：2グラム
- パッションフラワー 図鑑32 またはリンデン 図鑑45 ：2グラム
- バレリアン 図鑑33 ：0・5グラム

作り方

❶茶漉しつきのカップに3種類のハーブを入れます。
❷次に200ccの沸騰したお湯を注ぎ、蓋をして3分待ったらハーブを引き上げて出来上がりです。

リラックス

カモミール 図鑑13 は、心身をリラックスさせるハーブの代表です。香りはアップルのような甘い香りで、大人から子どもまで幅広く楽しめます。日中に飲んでも粘膜を整える薬効は得られますが、自律神経を整え、寝つきをよくする作用があるので、寝る前に飲むことをお勧めします。

配合量

- カモミール 図鑑13 ：3グラム
- ジンジャー 図鑑21 ：1グラム
- ハチミツ：適量
- ミルク：200cc

作り方

❶ミルクパンにミルクを注ぎます。
❷次にカモミールを加え煮出します。

❸ミルクが沸騰したら、ジンジャーを加え中火でさらに2分温め、茶漉しを通してカップに注ぎます。
❹最後にお好みでハチミツを加えて出来上がりです。

ストレス

セントジョーンズワート 図鑑24 には、脳内のセロトニンを刺激する働きがあり、不安や悲しみなどの感情を和らげ、明るい気持ちにしてくれます。また、ホルモンバランスを整える作用があり、常日頃から飲むことで気分の落ち込みを抑えることができ、お勧めです。

配合量

- セントジョーンズワート 図鑑24 ：2グラム
- オレンジブロッサム 図鑑12 ：1グラム
- パッションフラワー 図鑑32 ：1グラム

作り方

❶茶漉しつきのカップに3種類のハーブを入れます。

❷次に200ccの沸騰したお湯を注ぎ、蓋をして3分待ったらハーブを引き上げて出来上がりです。

むくみ

アルファルファ 図鑑4 にはカルシウム、ビタミンやミネラルがバランスよく含まれており、疲労回復が期待できます。また、余分な水分を尿として体外に排出したり、腸をキレイにしたりする作用もあるので、下半身のむくみをスッキリとしてくれます。

配合量

●アルファルファ 図鑑4 ：3グラム
●アニスシード 図鑑3 ：1グラム
●タイム 図鑑26 ：1グラム

作り方

❶茶漉しつきのカップに3種類のハーブを入れます。
❷次に200ccの沸騰したお湯を注ぎ、蓋をして3分待ったらハーブを引き上げて出来上がりです。

冷え性

紅茶は、コーヒー、ココア、甘酒などと比較して最も長く2時間程度、体温を1度上昇させ続けます。単体でも効果がありますが、カルダモン 図鑑14 を加え、肺や胃の冷えを取り除くことで、内臓の冷えの改善に繋がり、寝つきがよくなります。

配合量

- 紅茶：5グラム
- ジンジャー 図鑑21 ：3グラム
- カルダモン 図鑑14 ：3グラム
- ハチミツ：適量

●ミルク・水：各100cc

作り方

❶ミルクパンに水を入れ沸騰させます。
❷沸騰したら紅茶、ハーブを加え3分間煮出します。
❸次に水と同量のミルクを加え沸騰させます。沸騰後、中火でさらに3分温め、茶漉しを通してカップに注ぎます。
❹最後にお好みでハチミツを加えて出来上がりです。

6 薬効成分をちゃんととれるハーブティーの入れ方

ハーブと聞くとどんなイメージを持っていますか？　カモミール 図鑑13 、ラベンダー 図鑑44 などの花のお茶、また、色、香りを楽しむお茶というイメージでしょうか。

ハーブとは、木の根、幹、葉、花や実など約8百以上もの種類があり、世界中に存在する植物の総称です。そして、ハーブの中には薬効成分を持つ薬草が多く存在します。

では、漢方と何が違うのでしょうか。それは、漢方は植物のほか、動物、鉱石を含むのが特徴で、植物の部分はハーブとも重なるものがたくさんあります。ただ、**同じ植物なのに、ハーブと漢方で呼び名が異なるところが面白い点です。**ハーブは漢方よりも身近にある美味しく、薬にもなるお茶と知ったら、興味がわき、飲みたくなりませんか？　そこで、美味しく、薬効成分もしっかりとれるハーブティーの入れ方をご紹介します。

■用意するもの

ポットまたは茶漉しつきのカップ　蓋　スプーン　お湯　タイマー

▽ポットまたは茶漉しつきのカップ

素材はガラスやステンレスなど、味を変えない素材がお勧めです。さらに、色素の薬効が化学反応するのを避けるため、透明のものを選ぶようにしましょう。アルミ、銅、真鍮、銀は茶葉の余韻をカットし、後味に渋みを残すのでハーブティーには不向きです。また、お茶の紙パックには、マイクロプラスチックを含むものがあるので、環境問題の視点から紙パックではなく茶漉しの使用をお勧めします。

▽蓋

ハーブにお湯を注ぐと、薬効成分はすぐに溶け出します。溶け出した成分は、水蒸気となって空気中に飛び散ってしまうため、お湯を注いだ後は、すぐに蓋をしましょう。これによって、成分をポットまたは、カップの中に留めることができます。同時に、熱を逃さず蒸らすこともできるので、成分がより溶け出しやすくなります。

また、蓋についている水滴は、ただの水滴ではありません。成分の集まりです。ポットまたは、カップの中に戻しましょう。

▽スプーン

茶葉は大きな密閉容器に入れて冷暗所に常温で保存してください。飲むときは容器を上下に振り、中身をよく混ぜましょう。これによって、スプーン1杯分をすくったときの中身を均一にすることができます。

これをしないと、同じサイズにカットされていても比重の重い根や実は容器の底に溜まり、比重の軽い花や葉と同時に1杯のスプーンにすくい取ることができません。このひと手間をかけないと、飲み始めと飲み終わりとで茶葉の比率が変わってしまい、まるで別のハーブティーを飲むことになります。

▽お湯

お湯の温度は95〜98度が適温です。沸騰したら火を止め、一呼吸置いたくらいが目安となります。１００度では茶葉の雑味が出てしまい、80度では成分が溶け出さないので、お湯の温度は美味しいハーブティーを入れるためのポイントとなります。

▽タイマー

茶葉によって抽出時間は変わります。「根、幹、実：4〜5分　葉、花：3分」。葉・花の抽出時間と合わせるには、根、幹、実は小さくカットされたものを選ぶようにしましょう。根、幹、実の成分をしっかりお湯に溶け出させようと規定の抽出時間より長く浸し続けると、成分が茶葉に戻ってしまうため、逆効果となります。茶葉は抽出時間を守り、お湯から引き上げるようにしましょう。

これで、美味しいハーブティーを入れることができました。さて、次は飲み方です。

7 効果を最大限に引き出すハーブティーの飲み方

ハーブティーを飲むとき、あなたはどのように飲んでいますか? お茶にはそれぞれ適した飲み方というものがあります。抹茶はお点前、中国茶は茶芸という名の作法や資格試験まであるほどです。

ハーブティーでは飲み方の資格試験はありませんが、やはりハーブの効能を最大限に引き出す飲み方というものはあります。この飲み方を知らなければ、どれほど素晴らしいハーブを購入しても、成分を体に取り込むことはできません。スーパーマーケットで販売している安価なハーブティーを飲むのと同じことになります。

それではもったいないので、ハーブティーの成分をしっかり体に取り込む方法を3つご紹介します。

①飲むタイミング

②飲み方

③鼻粘膜から吸収

飲むタイミングは、「食前に飲む」がポイントです。西洋医学の薬は、食後の服用を原則としています。これは、薬の刺激が比較的強いため、緩衝剤となる内容物が胃腸にある食後に服用することで粘膜を痛めないことが狙いです。

しかし、ハーブは自然由来の植物なので、胃腸を痛める心配はありません。また、食べた内容物が胃腸の粘膜を覆っている状態でハーブティーを飲んでも、内容物の上を流れてしまいます。それでは、貴重な薬効成分を粘膜から吸収することはできません。ハーブティーの薬効成分は粘膜から吸収されるので、胃腸に内容物のない食前に飲むことがポイントとなります。

続いて、飲み方です。せっかちな人に多いのですが、お茶を一気に飲み干すのはNGです。前にも触れましたが、薬効成分を吸収するのは体内の粘膜です。内容物ならば、消化のため一定の箇所に留まることもありますが、ハーブティーは液体のため、どこにも留まることなく、サーーーッと流れていきます。

この一瞬のタイミングで、粘膜は成分を吸収することができるでしょうか？　それは至難の技です。しかし、成分を最大限に取り込み、また、感染症の予防にも繋がる飲み方があります。

それは、**「10〜15分ごとにひと口飲む」**です。これによって、定期的に成分が流れることで粘膜は成分に触れる回数が増え、吸収しやすくなります。一気に飲み干すのではなく、ちょっとずつ飲むことでたくさんの成分を吸収しやすくなります。そして、喉の粘膜に付着したウイルスが粘膜の中に侵入する前に、胃まで洗い流すこともできます。胃まで流すことができれば、体内で最強の胃酸がウイルスをやっつけてくれます。

最後のポイントは、「鼻粘膜から吸収」ですが、これはハーブティーの湯気を吸い込むことです。あなたは湯気を野放しにしていませんか？　もし、湯気を野放しにしているとしたら、もったいないことです。湯気には、成分が溶け込んでいます。

例えば、料理を食べた後、髪や服に匂いがついた経験はありませんか。この匂いは香り成分が湯気となって拡散した証です。ということは、いろいろな栄養が溶け込んだ美味しい出汁を空気中にこぼしたのと一緒です。壁紙やカーテンにいくら湯気をしみ込ませても体調がよくなることはありません。これからは、**お茶を飲むときには立ち上る湯気を吸い込むようにしましょう。**

吸い込むことで、気分がスッキリし、リラックスすることも可能となります。なぜなら、脳と鼻はとても近い位置にあるからです。その近さから匂いに対する脳の反応速度は、とても速いことが分かってきました。例えば、腕を叩かれ、神経が脳へ叩かれたことを伝達するまでに要する時間は0・4秒。一方、鼻が匂いを嗅ぎ、その匂いを脳へ伝達するまでの時間は0・04秒という研究結果もあります。

人間には、危険な匂いを察知したら逃げるという行動が本能として組み込まれているため、脳と鼻の関係性はとても強固です。ハーブティーを飲むときはカップの中だけでなく、湯気も吸い込み五感を使って成分を補給するようにしましょう。

インドの問屋さんは商売上手

インドの国土は日本の９倍。その土地の多くは農地で、たくさんの農産物やハーブが作られています。それらが、インド中に輸送される前に集まる場所があります。それは、オールドデリーにあるマーケットです。東京都の１つの区ぐらいの広さがある広大なマーケットは、目的の店を決めてから足を踏み入れないと、目的地に着くまでに何時間もかかってしまうほどの大きさです。

そんなマーケットにある店の多くは間口が狭く、大人が両腕を横に広げたくらいの幅です。奥へ奥へと続くうなぎの寝床のような１階から、はしごのような階段を使って、２階、３階と上へ上がれる面白い建物が連なっています。ここで買い物をするときのポイントは、①店主を捜し出すこと、②インド人に交渉してもらうことです。店主は、大声でスタッフに仕事の指示をし、顧客との価格交渉をしているので、すぐに見分けることができます。

次に、商品を日本人が欲しがっていると気取られてはいけません。あくまで見学についてきた、という体裁を取り続けつつインド人に値引き交渉をしてもらうこと。理由は、値引き額を決めるのは店主だけだからです。そして、外国人の買い物と分かると外国人価格がつけられますから、相手にバレた瞬間、値上げをされるのが一般的なのでご注意ください。

第5章

さらに美と健康を加速させる！

1 眠るだけで明るい気持ちになれる

気持ちが落ち込んでいるときに、明るい未来を思い描くことは難しいので、家にこもって静かに過ごしましょう。また、人に会うのも控えたほうがいいのです。マイナスのエネルギーが強くなっているときは、このエネルギーに引き寄せられるのは、同じくマイナスのエネルギーを持つ人だけです。マイナスとマイナスのエネルギーが集まってもプラスに変わることはありません。マイナス思考が強くなる一方です。それを早く止めるためには、ひとりで過ごすことです。

そして、できることならば、早く眠るようにしましょう。寝ている間、脳はストレスを受けることはありませんし、マイナスのエネルギーを発することもありません。眠ることで自律神経は交感神経から副交感神経優位へ切り替わり、脳はリラックスします。

さらに、このタイミングで体温は次第に下がり、呼吸もゆっくりしたものに変化します。体が休まると、内臓の疲労や大腸をはじめとする粘膜の炎症をメンテナンスする時間に変わります。体の内側の調子が整えられると、活力を取り戻せます。無理して行動すると、いつまで経ってもマイナスエネルギーから抜け出すことはできません。

体の内側の調子がいいと感じると不思議なことですが、マイナスのエネルギーを持ち続けることはできなくなります。朝の目覚めが楽になり、食事も美味しく食べられ、発想もポジティブになるなど、いつもと同じ行動をしているのに世界が変わってきます。

しっかり眠り体の内側から整えられると、知らず知らずのうちにプラスのエネルギーを発する人に変われるのです。プラスのエネルギーはプラスのエネルギーを引き寄せます。人は余裕があると感じる人、人に優しく接する人、おおらかな人に憧れ、近づきたくなります。眠りを味方にし、素敵な未来を手に入れましょう。

2 疑似恋愛をするだけで細胞が興奮し若返る

やりたいことがあるのに時間が足りないとき、無理やりスケジュールを調整して時間をひねり出した経験はありませんか？　時間を作り出すのは大変なことですが、その苦労に勝る楽しさを経験から知っているので、無理を無理と感じることなく、超過密スケジュールでも苦もなく取り組めます。

これと同じく、超人的なパワーを発揮する瞬間というものがあります。それは、片思いです。好きな人ができるとその人のことが知りたくなります。必然的に脳に名前がインプットされ、遠くの噂話であったとしても好きな人の名前がちらっと話題に上がっただけでレーダーがキャッチし、どんな些細な情報も漏らさず聞き取ろうと全神経が耳に集中します。そして、聞こえてくる内容に一喜一憂しながら、楽しい時間を過ごします。このような片思いの状態は、心がワクワク、ドキドキしているので、脳内では幸せホルモンのセロトニンが作られます。

脳は、人に恋い焦がれているときにセロトニンを作ります。ペットをどれほど大事に可愛がったとしても、恋愛感情に進展することはないため、セロトニンは作られません。セロトニンを作り出すには、人に片思いをすることがポイントです。このとき、リアルに好きな人が存在しなくても、俳優、スポーツ選手、小説の主人公といった実際に会えない人でも大丈夫。**脳はリアルかバーチャルかを区別することができません。**この脳の特徴をうまく利用して、何歳になっても疑似恋愛をすることでセロトニンを作り、細胞を刺激し活性化させることによって、あなた自身の見た目を何歳からでも若返らせるでしょう。

3 適度な運動で心地よい眠りを手に入れる

日本人の睡眠時間は、世界と比較しても1位、2位を争う短さです。その点だけをもって、問題かというとそうではありません。睡眠時間が長過ぎても死亡率は高くなりますし、睡眠時間は年代によっても変わるからです。10歳までは8〜9時間、15歳で約8時間、25歳は約7時間、45歳は約6・5時間、65歳は約6時間と短くなります。

誰もが8時間眠るのがベストではなく、1日の過ごし方によって必要な睡眠時間は変化します。ぐっすり眠るためには、適度な疲労が欠かせません。運動量が少ない人は頭では眠りたいと思っても体が疲れていないため眠れず、何時間経っても寝返りを繰り返すことになります。心地よい眠りを手に入れるには体を適度に疲れさせることが欠かせません。

お勧めは、「高速複式呼吸」です。息を吐いて肺の隅に溜まった古い空気を吐き出すことで、肺をキレイにすることができます。大きな筋肉が運動するので体温も上がり、何より道具を必要とせず、いつでもどこでもできます。この効果として、腹筋が鍛えられるのでスタイル維持にも役立ちます。

やり方は、一瞬で空気を吐き出しお腹を凹ませます。吸い込むときは意識せず、自然と吸い込むようにします。吸ったら、すぐにまた吐き出します。慣れるまでは咳き込むこともあるかと思いますが、一定のペースで続けると1週間ほどで効果を体感できるようになります。

4 自分を大切にすると決めるだけで幸せになれる

あなたは、幸せをつかむために決めているマイルールはありますか？　幸せになりたいと思っているだけでは幸せをつかむことはできません。

以前は、幸せになるイメージを強く持つことで幸せを引き寄せられると考えられてきました。事実、それで叶ったこともあるかもしれませんが、偶然だったのかもしれません。未来に向かって時間がたっぷりある人ならば、引き寄せの法則を信じ、願いが叶うことを待ち続けるのもいいかもしれません。

しかし、時間は無限ではありませんし、いつまでも待ち続けるのでは疲れてしまいます。それならば、具体的に手に入る時期を知りたくなりませんか。


この考え方を取り入れてから、今までは動いているのかいないのかも分からないほどゆっくりした時の流れが、目に見えるほどに変わりました。それは、チャンスがきたら、後先を考えずつかむことです。チャンスはこちらのタイミングを見て、目の前に現れませんし、待ってもくれません。2回目が巡ってくるかも分かりません。つかまなければ何も起こりません。このチャンスをつかんだ人だけが幸せになるのです。

チャンスを今まで見送っていませんでしたか？　まずは手に入れて、気に入らなければ手放せばいいだけです。つかまず見送った後でチャンスをつかんだ人を羨んで、見送る判断をしたことを悔やんでも何も変わりません。**幸せになりたいなら、あなた自身の持つ可能性を信じ、目の前のチャンスをつかんでください。**それだけで、幸せになれるのです。

あなたの勇気を応援しています。

コラム

メディカルハーブを求めて❺

インドのマンション事情

　家庭訪問って、ドキドキしますよね。出された食事は残さず全部食べないといけない？ お風呂の順番は何番目に回ってくるのか？ トイレは？ 寝室は？ などと考えたらキリがありません。しかも、それが異国の地、インドでの家庭訪問となれば……。どんな間取りで生活をしているのか、楽しさ半分、不安半分となるのも不思議ではありません。

　しかし、このような失礼な思い込みに反して、訪問したお宅は予想以上に近代的なマンションで、家の中に階段があるメゾネットタイプのキレイなお宅でした。間取りもキッチン、リビング、寝室、トイレとインドの生活様式を体験できるとワクワクしていたのに、日本と変わらない間取りと設備にいい意味で落胆しました。

　ただ、そこはインド。日本では想像できないこともありました。訪問した家は最上階。希望すれば個人的に３階、４階と上へ増築することも可能だそうです。マンションの外壁や窓、ドアなども微妙に違い、外階段も各家庭ごとに作るので、コンクリートだけの階段や、キレイな大理石を敷き詰めた階段もありました。居住者ごとに家の増改築が自由にできるのです。

　インドのマンション事情を知り、外から見て違いが分かるようになってからは、また一歩、インドを知ることができたようで嬉しくなりました。ぜひ、インドに行かれたときは、マンションの違いを見つけてみてください。

おわりに

最初は眠れないことをきっかけに、メディカルハーブと出会いました。その魅力に引き込まれ、身近な人の悩みに合わせて茶葉を調合して提供するようになってからは、私の提供するメディカルハーブによって、様々な人の体調や見た目が好転することを嬉しく思いました。

このような多くの人を笑顔にすることができる、私だけの道に出会えたことに感謝しています。この感謝の気持ちから、今眠れずに悩まれている人に、眠ることでやりたいことにチャレンジできる夢を手放さなくてもいい、素敵な未来があることを知っていただきたいのです。

なかでも、私が眠れるようになって一番よかったことは、心の安らぎを手に入れたことです。それまでは何をするにも他人の目が気になり、人と違うことに不安を感じていました。眠れるように変わってからは、自分自身に必要以上にプレッシャーをかけることはなくなり、一度きりの自分の人生を自分がやってみたいと思うことに素直な気持ちで向き合い、後悔しない決断ができるように変われました。

今、自分で自分の可能性を閉ざしていた過去を振り返ったとき、時間を無駄にしたと後悔する思いもあります。しかし、私の経験が誰かの悩みを解消する役に立ち、苦しみに共感して寄り添えるならば、意味はあったのだと思えるようになれました。

本書を手に取っていただいた方へ感謝の気持ちを込めて、見た目年齢が分かる診断プログラムをプレゼントいたします。

ぜひ、次ページのＱＲコードよりプレゼントを受け取り、あなたの体の声を聞いてください。そして、結果を知り、備えることから始めてください。

あなたの健康と、これからの日々が輝かしいものとなることを願っています。

２０２１年７月

荒船昌子

【著者】

荒船昌子（あらふね・まさこ）

健康・美容アドバイザー
サンブレッシング株式会社代表取締役

大学卒業後、就職。29歳で結婚。1年後に夫が他界。喪失感に苦しむ中、眠れない日が続き体調が思わしくなくなり、病院に行ってもなかなか治らず、病院を転々とする。30代半ばから不眠症・甲状腺異常・アナフィラキシーショックなどの体調不良を次々と発症。病名が分からなかった経験から病院を信頼することができなくなり、民間療法など様々なものを試す中でメディカルハーブと出会い、わずか3カ月で健康を取り戻すことができた。

この事実を不眠に悩む両親、体調不良を抱える友人など身の回りの親しい人たちに伝え、症状が改善したとの喜びの声をもらう。この体験をセミナーやインターネットを通じて広く一般の方々に伝え、健康の悩みを抱える方に寄り添い、解消するお手伝いをしている。

そのほか、メディカルハーブの販売や健康セミナーの開催など、メディカルハーブの普及に尽力している。

現在、リオデジャネイロパラリンピック槍投げ金メダリストのマウリシオ・バレンシア選手、2015年の世界パラ陸上選手権400メートル金メダリストのディクソン・フーケル選手をはじめ、国内外に多くのクライアントを抱えている。


【監修者】

友利寛文（ともり・ひろふみ）

医学博士／琉球大学医学部卒
専門は消化器外科と東洋医学

＜読者の皆様へ＞

私の友人の荒船さんが素晴らしい本を上梓しました。本書には、私も医学面からの監修者として協力しています。

ここに書かれているのは、東洋医学の1つであるアーユルヴェーダの基礎のもと、一人ひとりの体質に合わせて医療用ハーブとヨガを組み合わせ、健康を維持する方法です。

本書の内容を実践することで、あなたの今後の生活が一変することでしょう。

ご縁で繋がったあなたの幸せを願っています。

書籍コーディネート　有限会社インプルーブ　小山睦男
編集協力　玉木成子
組　版　武田理沙（ごぼうデザイン事務所）
装　幀　ごぼうデザイン事務所
イラスト　サトウヒトミ
校　正　菊池朋子

30歳から始めるメディカルハーブ快眠術
体質別７日間メソッドで美と健康を手に入れる

2021年8月2日　第1刷発行

著　者　荒船昌子
監　修　友利寛文
発行者　松本　威
発　行　合同フォレスト株式会社
郵便番号 184-0001
東京都小金井市関野町1-6-10
電話 042（401）2939　FAX 042（401）2931
振替 00170-4-324578
ホームページ https://www.godo-forest.co.jp
発　売　合同出版株式会社
郵便番号 184-0001
東京都小金井市関野町1-6-10
電話 042（401）2930　FAX 042（401）2931
印刷·製本　株式会社シナノ

ISBN 978-4-7726-6183-6　NDC 498　188 × 130

＼本書に出てくるハーブをすべて網羅／

50音順で探しやすい！

ハーブ図鑑

よい眠りのために
知っておきたい 50選！

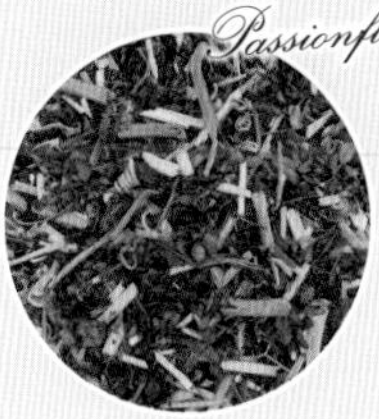

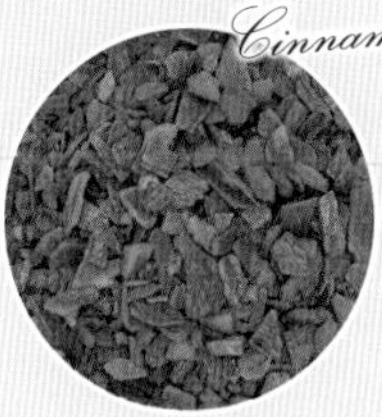

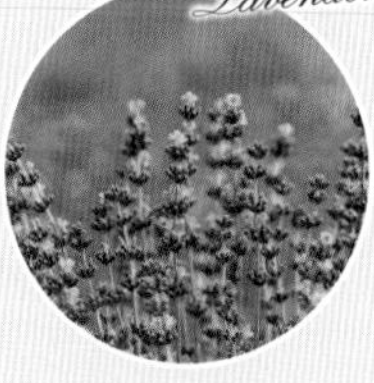

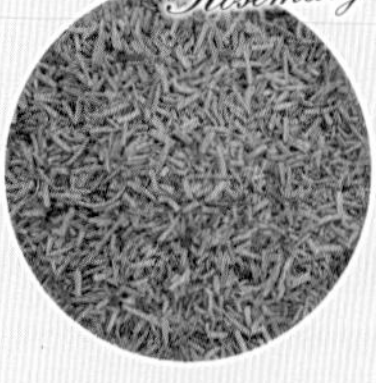

※「ハーブ図鑑」では、代表的な利用方法を掲載しています。
本文中とは異なるものを紹介している場合もあります。

掲載174ページ

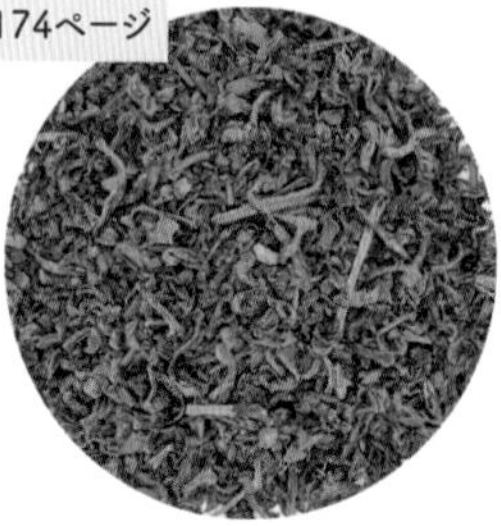

1 アールグレイ

心身への作用・特徴：精神を安定させるリラックス効果、保温効果により冷え性を緩和

利用法：ハーブティーに

掲載191ページ

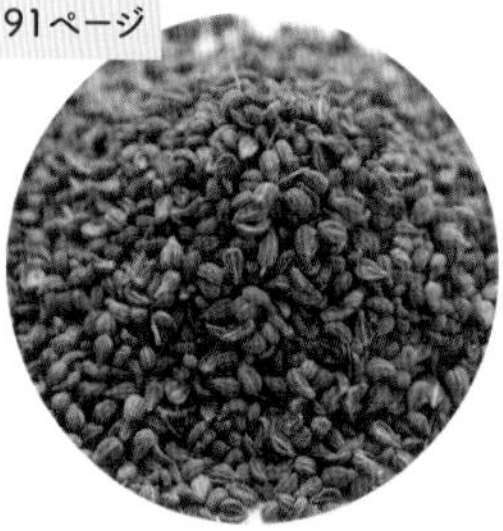

3 アニスシード

心身への作用・特徴：胃腸の働きを促進し、胃もたれを防止し、腸内ガスの排出を促進

利用法：余ったハーブティーはマウスウォッシュに

掲載151ページ

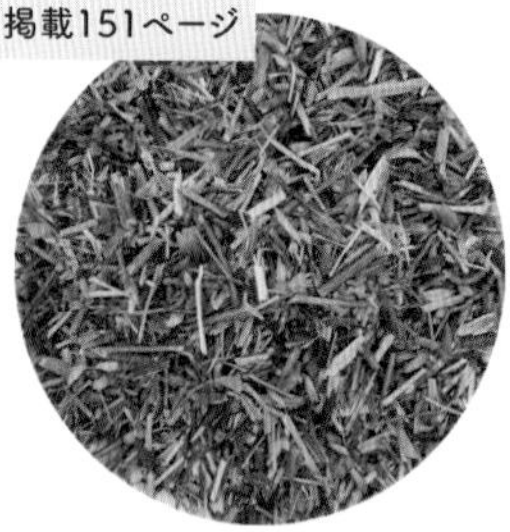

2 アイブライト

心身への作用・特徴：目の痛み、炎症、涙目、目の疲れによる頭痛、目のかゆみを改善

利用法：冷ましたハーブティーをアイピローの湿布剤に

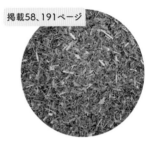

掲載58、191ページ

4 アルファルファ

心身への作用・特徴：栄養価が高く疲労回復に役立つ、むくみの解消、血中コレステロール値を抑制

利用法：ハーブティーに

掲載75、112、167ページ

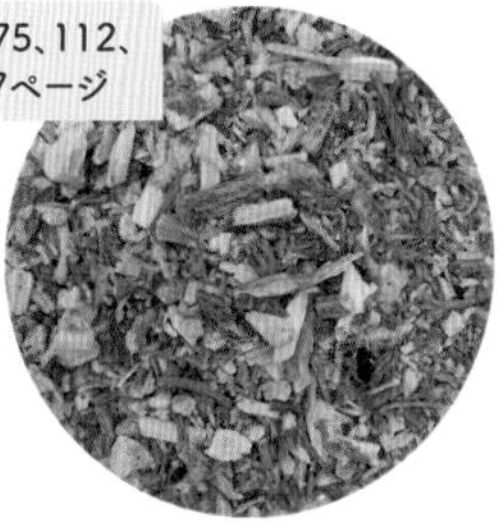

5 アンジェリカ

心身への作用・特徴：胃液や胆汁の分泌を促し、胃腸の調子を整える。更年期の気力や体力の低下を抑制

利用法：葉を燃やして空気を浄化

掲載186ページ

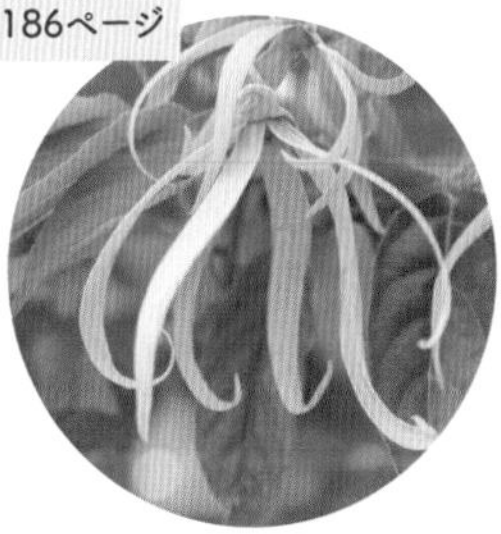

6 イランイラン

心身への作用・特徴：神経を落ち着かせる作用。女性ホルモンを調整し、皮膚を潤し滑らかにする

利用法：ルームフレグランスに

掲載110ページ

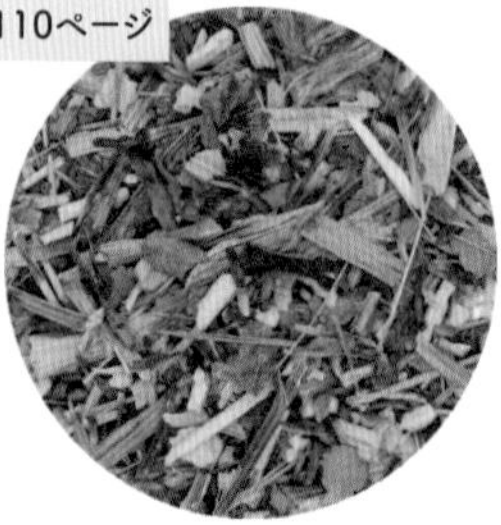

7　エキナセア

心身への作用・特徴：免疫力を高め、感染症予防に効果的。治りにくい傷には外用として有効

利用法：インフルエンザ予防にチンキ剤※として活用

掲載98ページ

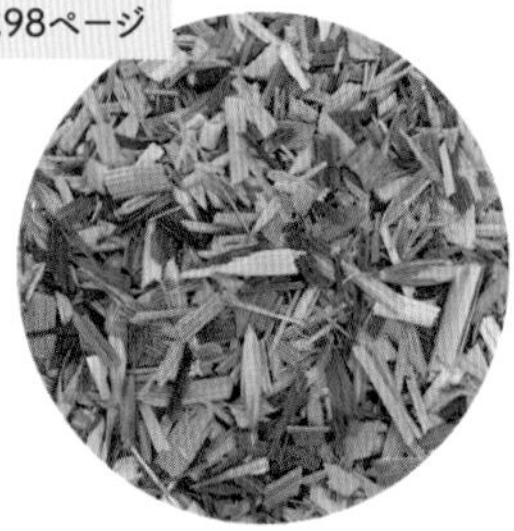

9　オート

心身への作用・特徴：病後の気力・体力の回復、滋養強壮、血中の尿酸値を下げる作用

利用法：ニコチン中毒にチンキ剤として活用

掲載165、182ページ

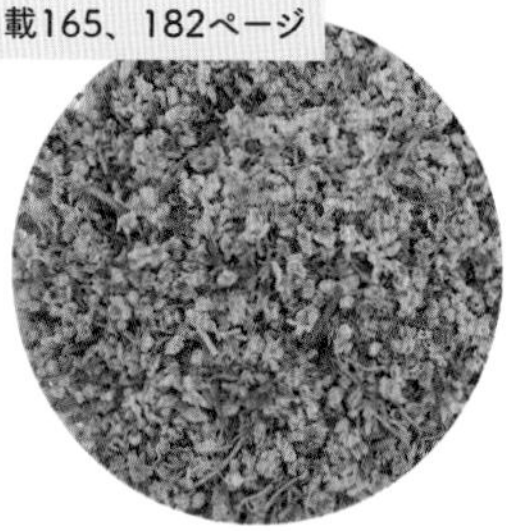

8　エルダーフラワー

心身への作用・特徴：利尿・発汗作用に優れ、体内に溜まった毒素の排出を促進

利用法：風邪やインフルエンザ予防のうがい薬に

※チンキ剤は、ドライハーブをアルコールに漬け成分を抽出したもの。ハーブチンキ、ティンクチャーとも呼ばれる。

掲載83ページ

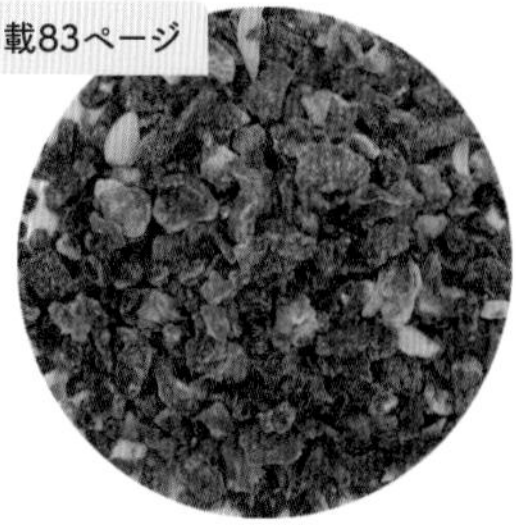

10 オレンジピール

心身への作用・特徴：柑橘系の香りが気持ちを明るく前向きに導く

利用法：芳香浴にお勧め

掲載186ページ

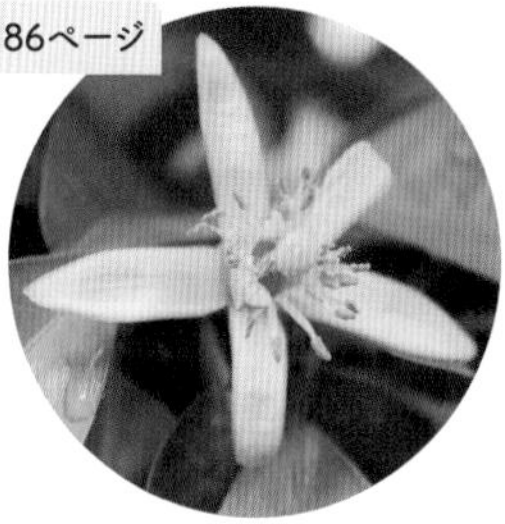

11 オレンジフラワー

心身への作用・特徴：夜、興奮して気持ちが落ち着かないなどの心のケアに効果的

利用法：ルームフレグランスに

掲載190ページ

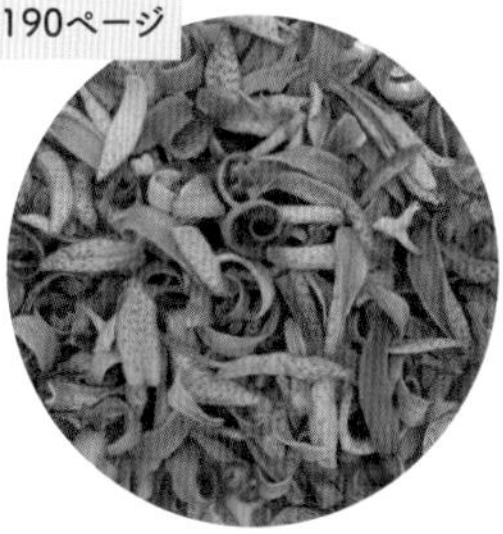

12 オレンジブロッサム

心身への作用・特徴：ストレスによる偏頭痛や下痢に有効。安眠しやすくなる

利用法：芳香浴にお勧め

掲載64、184、189、193ページ

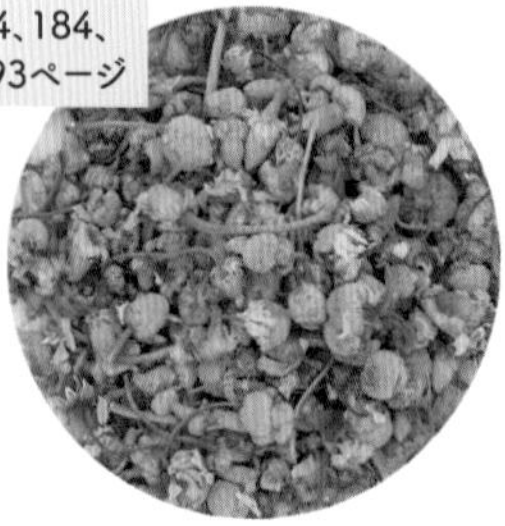

13 カモミール

心身への作用・特徴：心身をリラックスさせるハーブ。疲労やストレスの回復に有効

利用法：冷ましたハーブティーはスキンケア（肌質の改善）に

掲載192ページ

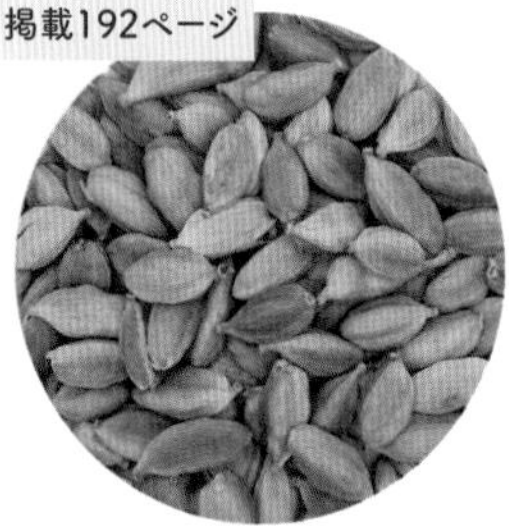

14 カルダモン

心身への作用・特徴：胃酸の逆流や吐き気に有効。唾液や胃液の分泌を促し、消化吸収を促進

利用法：料理に加え、消化を促進

掲載159ページ

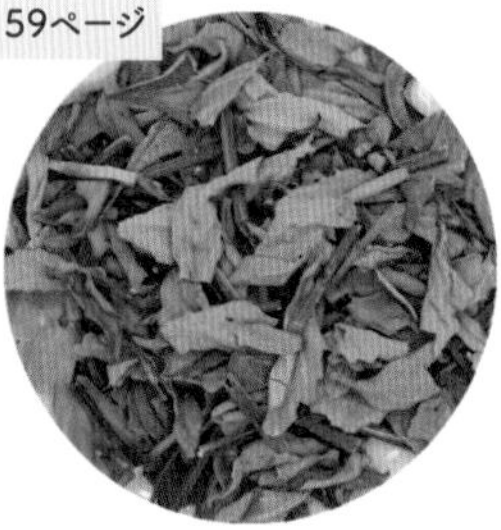

15 クミスクチン

心身への作用・特徴：利尿作用に優れる。また、糖分や脂肪分の吸収を抑えるため、ダイエットにも最適

利用法：ハーブティーに

掲載145ページ

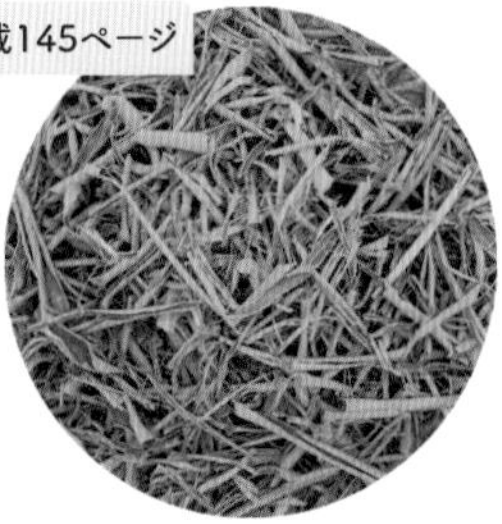

16 月桃《げっとう》

心身への作用・特徴：抗酸化作用、豊富なミネラルが整腸に作用。香りがストレスを和らげる

利用法：ハーブティーに

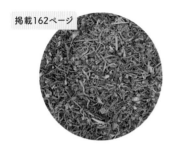

掲載162ページ

17 ゴツゴラ

心身への作用・特徴：神経と脳細胞を活性化する働きで、記憶力と集中力を高める

利用法：冷ましたハーブティーはスキンケア（肌質の改善）に

掲載50、169、181ページ

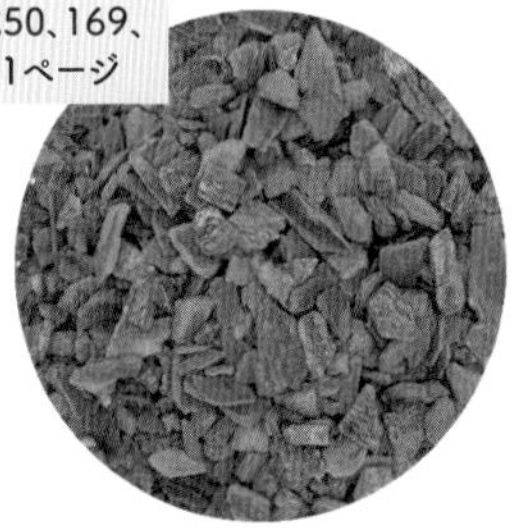

18 シナモン

心身への作用・特徴：末梢血管の拡張作用により血行をアップ。消化や糖質の代謝も促進

利用法：料理、飲み物にパウダーを振りかけると消化を促進

掲載142ページ

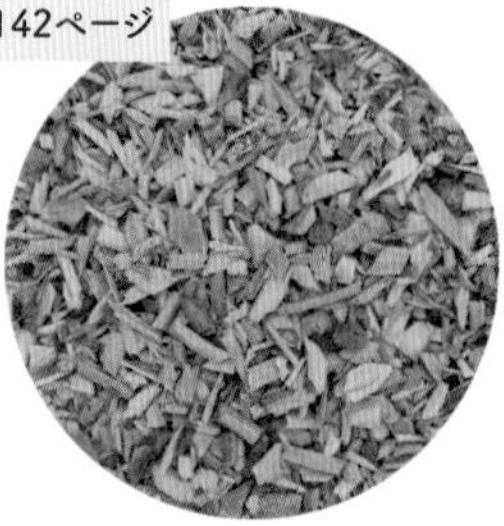

19 シベリアンジンセン

心身への作用・特徴：強壮薬の王様。免疫力を高め、菌やウイルスの侵入を予防。性ホルモンの分泌を促進

利用法：ハーブティーに

掲載61ページ

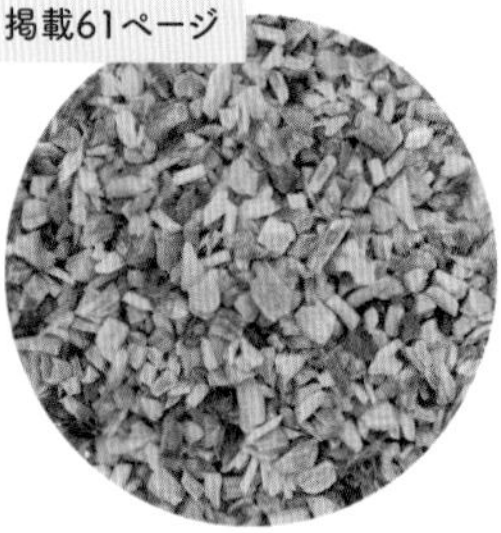

20 シャタバリ

心身への作用・特徴：性ホルモンのバランスを整える。胸やけ、消化不良、過敏性腸症候群などの症状を緩和

利用法：ハーブティーに

掲載115、181、182、189、192ページ

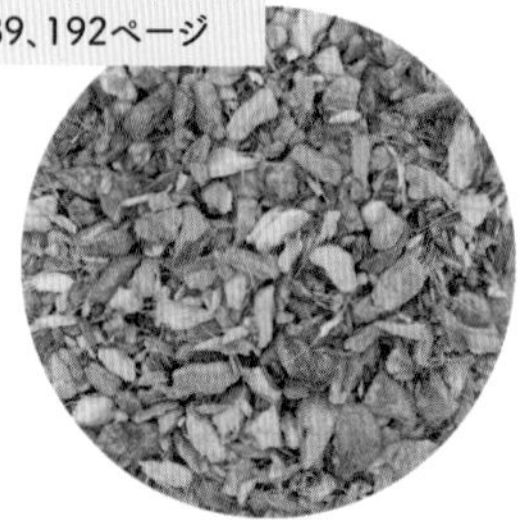

21 ジンジャー

心身への作用・特徴：代謝を高め、血行を促進。さらに、炎症性疾患を緩和

利用法：料理、飲み物に擦ったり刻んだものを加えて消化を促進

掲載77ページ

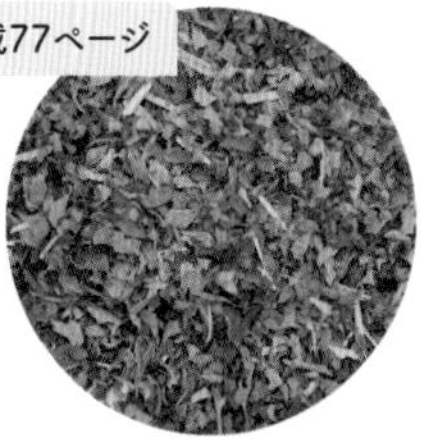

22 スカルキャップ

心身への作用・特徴：神経を強くし、緊張、不安、うつやパニック状態を緩和

利用法：ハーブティーに

23 セロリシード

掲載127ページ

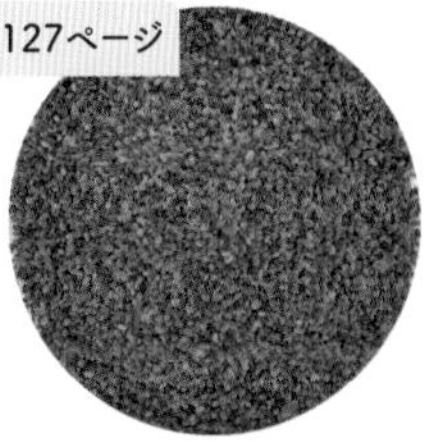

心身への作用・特徴：優れた利尿作用により手足のむくみを改善。毒素の排出に効果的

利用法：料理に加え、血圧を低下

掲載80、190ページ

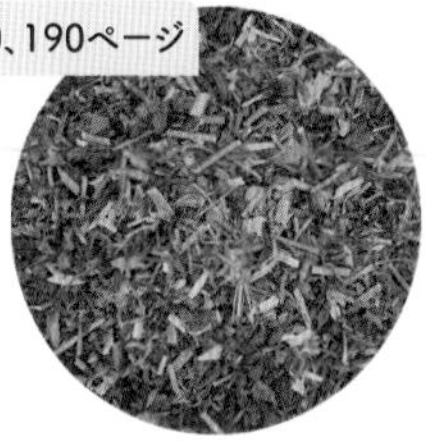

24 セントジョーンズワート

心身への作用・特徴：脳内のセロトニン濃度を高め、不安や悲しみを緩和。そのほか、切り傷や火傷にも有効

利用法：冷ましたハーブティーは火傷用の湿布剤に

25 ターメリック

掲載121ページ

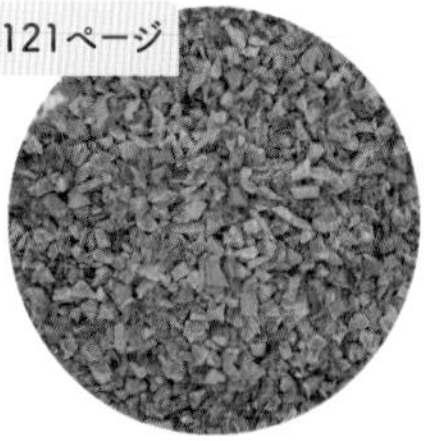

心身への作用・特徴：肝臓の働きを強化。血中コレステロール値の低下、アルコール肝炎の予防に有効

利用法：カレー料理に加え、消化を促進

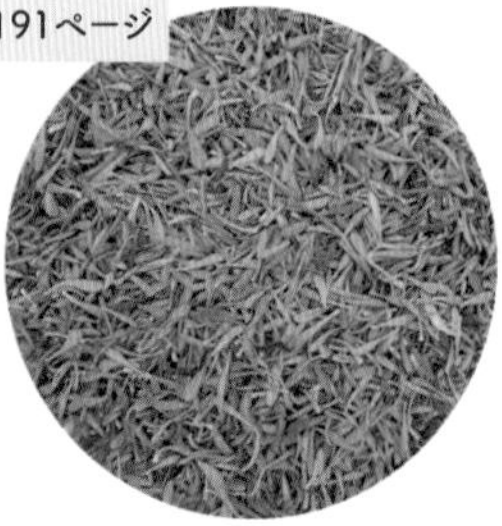
掲載191ページ

26 タイム

心身への作用・特徴：抗菌作用や抗ウイルス作用に優れ、また、自然治癒力を高める強壮作用を持つ

利用法：グリル料理に加え、消化を促進

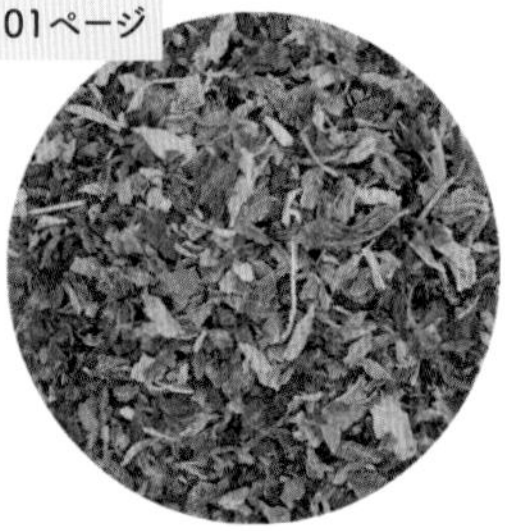
掲載101ページ

28 ネトル

心身への作用・特徴：浄血作用で花粉症、リウマチの改善。体内の老廃物や尿酸を排出し、泌尿器感染症を予防

利用法：新鮮な葉を枕元に置き、空気の浄化に

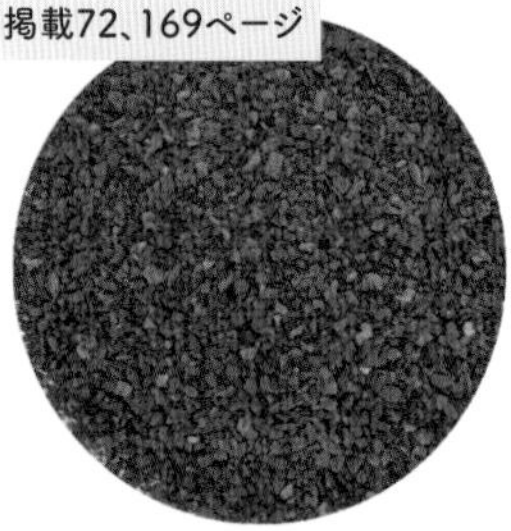
掲載72、169ページ

27 チコリ

心身への作用・特徴：尿酸、老廃物や腸内ガスの排出を助け、デトックスに有効

利用法：ハーブティーに

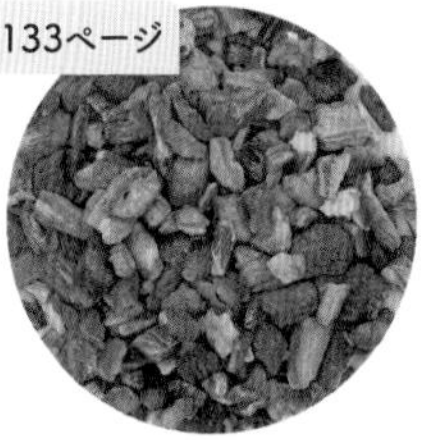
掲載133ページ

29 バードック

心身への作用・特徴：血液とリンパへの強いクレンジング力によりデトックスに有効
利用法：砂糖漬け料理でデトックス効果を促進

30 ハイビスカス

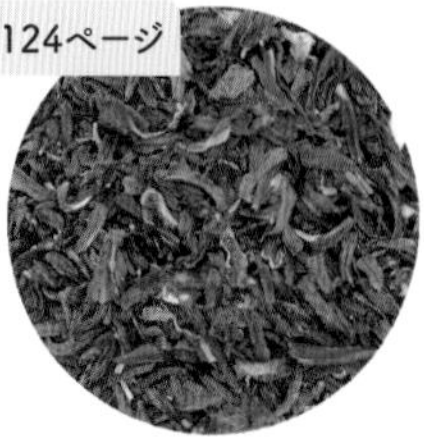
掲載124ページ

心身への作用・特徴：ビタミンが豊富で美容と疲労回復に作用。むくみや便秘の解消に役立つ
利用法：冷ましたハーブティーはスキンケア（肌質の改善、育毛促進）に

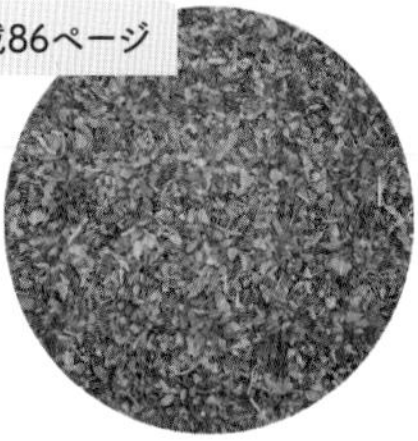
掲載86ページ

31 バジル（ホーリーバジル）

心身への作用・特徴：消化を促進し、胃腸の不調に有効。爽やかな香りがイライラ、不眠や集中力向上に役立つ
利用法：新鮮な葉を料理に加え、消化を促進

32 パッションフラワー

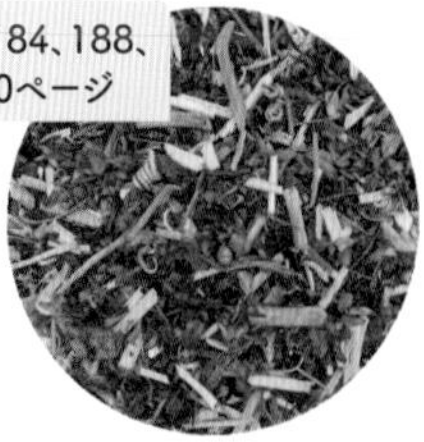
掲載184、188、190ページ

心身への作用・特徴：神経の緊張をほぐし、筋肉の痙攣を緩和。肩や腰の筋肉がこわばりに有効
利用法：ハーブティーに

掲載183、188ページ

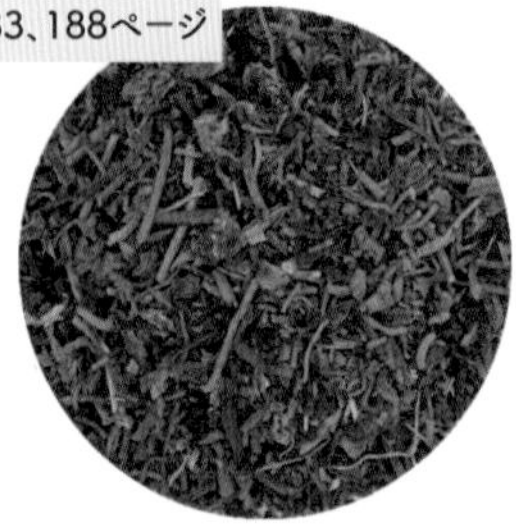

33 バレリアン

心身への作用・特徴：筋肉の緊張を和らげる作用により、肩こりや緊張性の腹痛に有効
利用法：柑橘系のハーブとブレンドし、芳香浴に

掲載148ページ

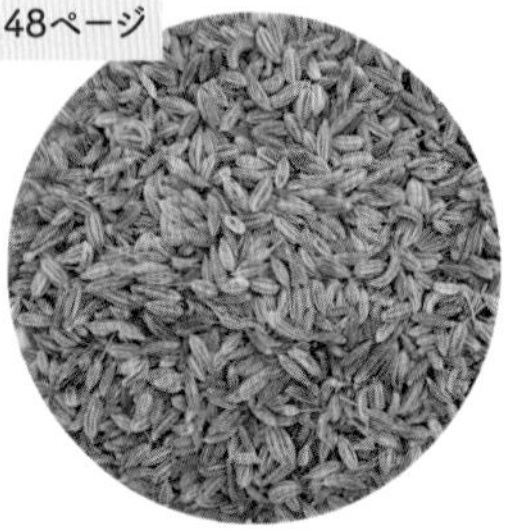

35 フェンネル

心身への作用・特徴：消化不良を改善。駆風作用により胃や腸内ガスの発生を抑制
利用法：カレー料理に加え、消化を促進

掲載89ページ

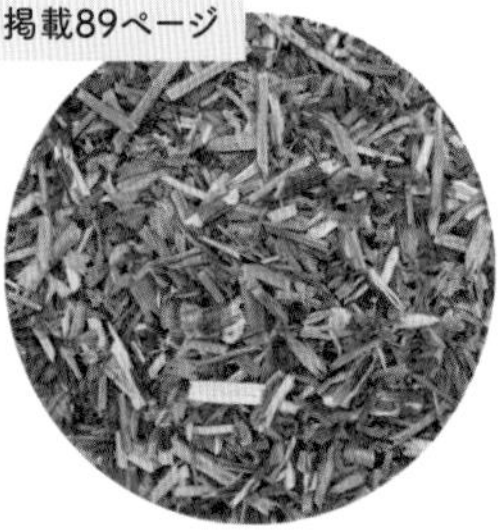

34 ヒソップ

心身への作用・特徴：呼吸器系の粘膜を強化。リウマチの痛みを緩和する働きもある
利用法：芳香浴にお勧め

掲載95、156ページ

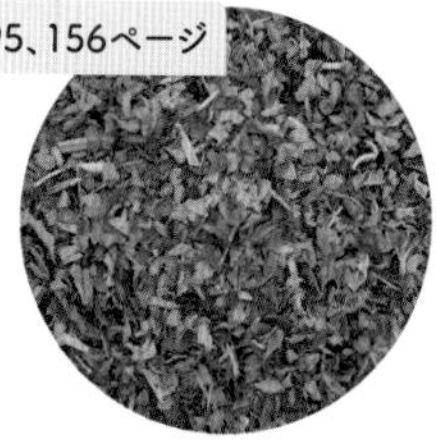

36 ペパーミント

心身への作用・特徴：眠気を吹き飛ばし集中力を高める。消化を助け、食べ過ぎや胃もたれを緩和

利用法：料理、飲み物に加え、消化を促進（天然の胃腸薬）

37 ベルガモット

掲載185ページ

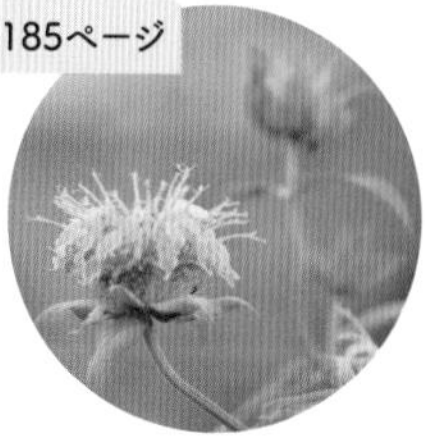

心身への作用・特徴：オレンジに少し似た柑橘系のフルーティーな香りが緊張を和らげ、気持ちをスッキリさせる

利用法：ルームフレグランスに

掲載154ページ

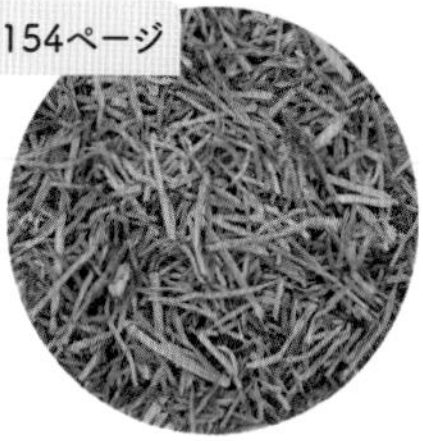

38 ホーステール

心身への作用・特徴：ケイ素を含み、骨や軟骨の発育、コラーゲンなどの結合組織を強化。泌尿器トラブルを解消

利用法：ハーブティーに

39 マシュマロウ

掲載139ページ

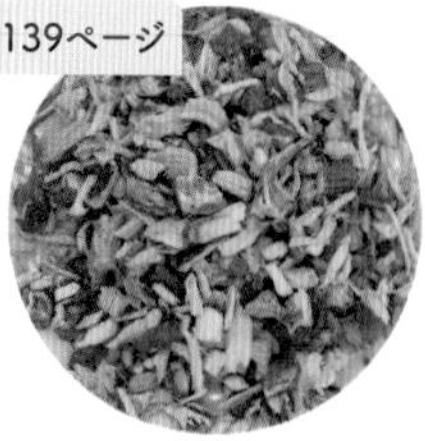

心身への作用・特徴：喉、胃腸を炎症から守り、乾燥、肌荒れ、ニキビ、湿疹や皮膚炎などを保護、修復

利用法：肌の乾燥を止める入浴材として

掲載92、187ページ

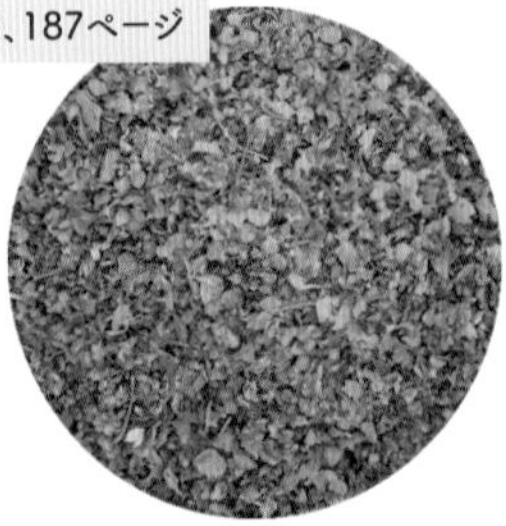

40 マジョラム

心身への作用・特徴：ストレスからくる喉の詰まり、頭痛、肩こり、腰痛や便秘を緩和

利用法：ルームフレグランスに

掲載104ページ

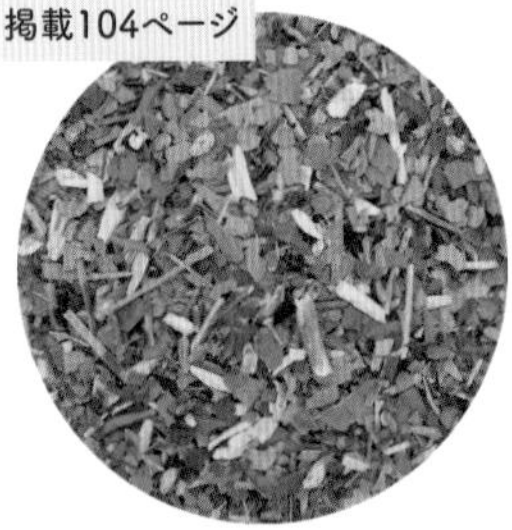

41 マテ

心身への作用・特徴：ビタミンやミネラルが豊富。便秘を改善し、新陳代謝を促進

利用法：ハーブティーに

掲載69ページ

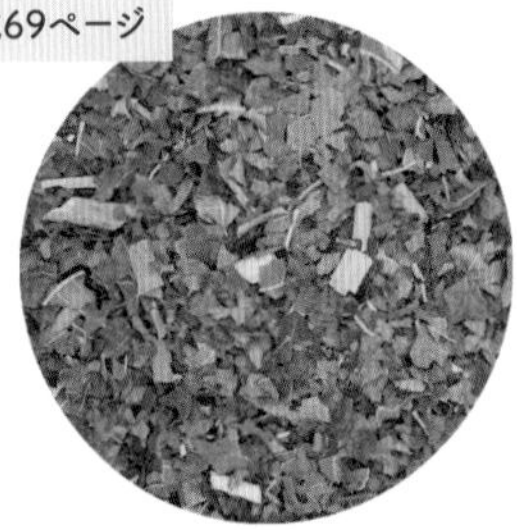

42 マルベリー

心身への作用・特徴：食後の糖の上昇を抑えてくれる。善玉菌の働きを助け、腸内環境を整える

利用法：ハーブティーに

掲載118ページ

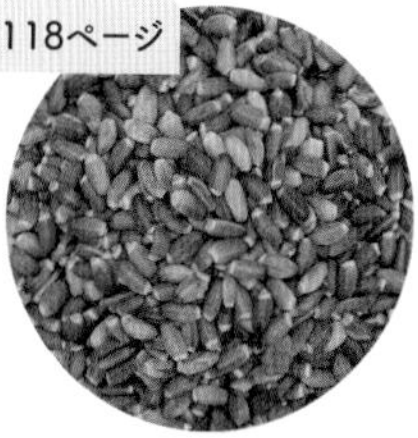

43 ミルクシスル

心身への作用・特徴：肝細胞の細胞膜を保護し、毒素の吸収を防ぎ、疲労、消化不良、肌の不調、うつなどを緩和

利用法：ハーブティーに

44 ラベンダー

心身への作用・特徴：香り成分のリナロール、リモネンなどが抗菌、鎮痛、リラックス、睡眠改善に作用

利用法：ルームフレグランスに

掲載185、193ページ

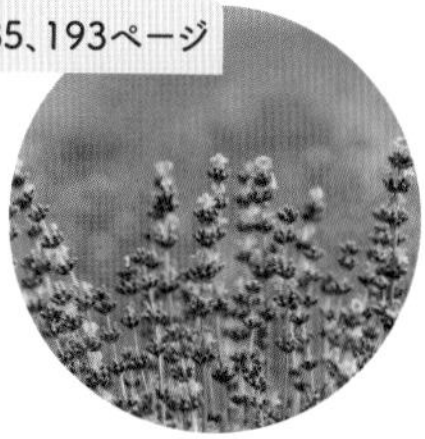

掲載184、188ページ

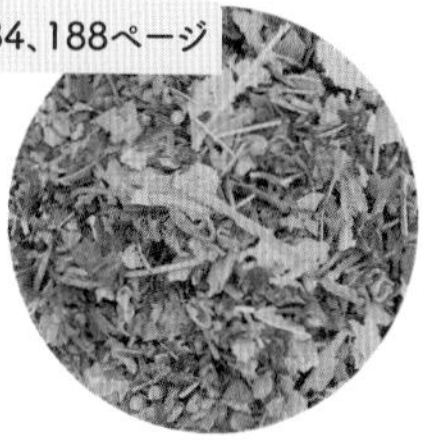

45 リンデン

心身への作用・特徴：発汗、利尿作用に優れ、風邪、インフルエンザ、高血圧、上気道カタル、不眠などに有効

利用法：ハーブティーに

46 ルイボス

心身への作用・特徴：抗酸化物質が活性酸素を抑え、毛細血管の働きを強化し、血液の流れを促進

利用法：ハーブティーに

掲載171、182ページ

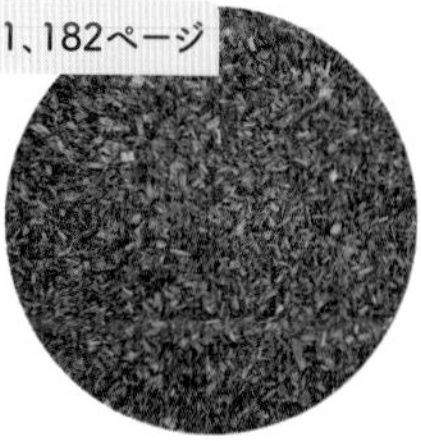

掲載66ページ

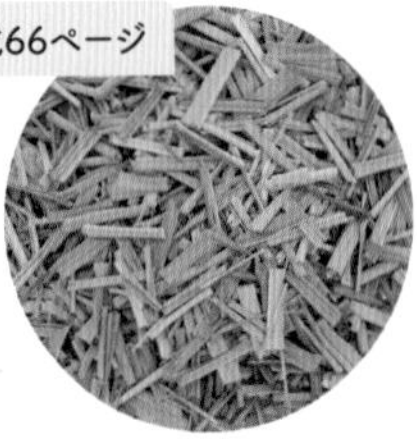

47 レモングラス

心身への作用・特徴：抗菌、抗真菌、殺菌作用に優れ、食べ過ぎた後の胃もたれによる消化不良を改善

利用法：芳香浴にお勧め

48 レモンバーム

掲載107、183、188ページ

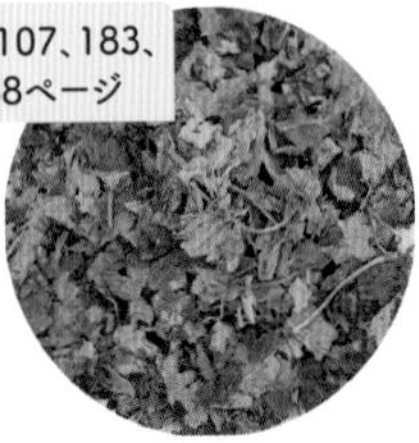

心身への作用・特徴：ヒステリー、パニック、神経の緊張による不眠や不安を軽減

利用法：新鮮な葉を料理に加え、消化を促進

掲載130ページ

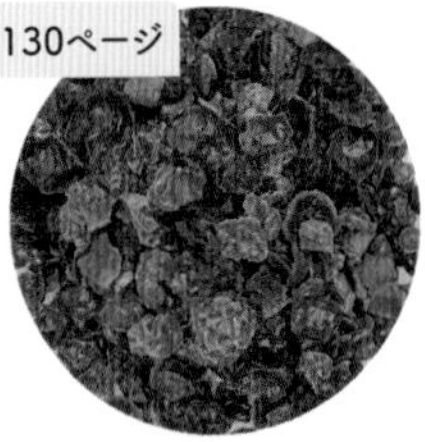

49 ローズヒップ

心身への作用・特徴：レモンの20～40倍のビタミンCを含みコラーゲン生成に作用し、シミやしわの予防に有効

利用法：実をカットしてスイーツに加え、美肌効果を促進

50 ローズマリー

掲載136、182ページ

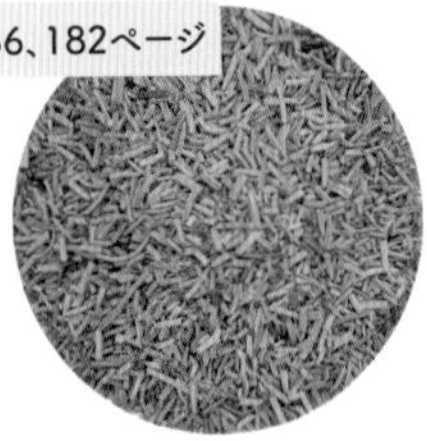

心身への作用・特徴：優れた抗酸化作用で血液循環を促進。食欲不振、肝機能の低下、便秘などの消化機能に作用

利用法：グリル料理に加え、消化を促進